KOCHBUCH FÜR HYPOTHYROIDISMUS-DIÄTPLAN

Wie man durch Heilrezepte Gewicht verliert, Stoffwechsel und Energie verbessert und Schilddrüsensymptome in den Griff bekommt

Melissa Hayes

Copyright© von Melissa Hayes 2023.

INHALT

VORWORT 9

EINFÜHRUNG 10

KAPITEL 1. WISSEN ÜBER HYPOTHYREOIDISMUS 11

Was ist Hypothyreose? 11

Ursachen und Risikofaktoren 12

Häufige Symptome 13

Diagnose und Tests 14

KAPITEL 2. ERNÄHRUNG UND SCHILDDRÜSENFUNKTION 16

Was macht die Schilddrüse? 16

Schilddrüsenhormone: T3 und T4 17

Der Einfluss der Ernährung auf die Schilddrüsenfunktion 18

Nahrungsergänzungsmittel für die Gesundheit der Schilddrüse ... 19

KAPITEL 3: ERNÄHRUNGSÄNDERUNGEN BEI HYPOTHYREOIDISMUS ... 21

Eine ausgewogene Ernährung ist wichtig 21

Empfohlene Makronährstoffverhältnisse 22

Kenntnis der Kalorien und Gewichtskontrolle 23

Techniken zur Essenszubereitung 25

KAPITEL 4: LEBENSMITTEL, DIE DIE Schilddrüse stärken 26

Jodreiche Lebensmittel 26

Selenquellen 27

Zink und Eisen für die Gesundheit der Schilddrüse 28

Ballaststoffe und Darmgesundheit 29

Antioxidantien und Entzündungen 30

KAPITEL 5: ZU VERMEIDENDE LEBENSMITTEL 32

Kropferzeugende Lebensmittel 32

Soja und Schilddrüsenfunktion 33

Gluten und Hashimoto-Thyreoiditis 34

Zucker und raffinierte Kohlenhydrate 35

Verarbeitete Lebensmittel und Konservierungsstoffe 36

KAPITEL 6. NAHRUNGSERGÄNZUNGSMITTEL UND SCHILDDRÜSENGESUNDHEIT ... 38

Vitamin- und Mineralstoffzusätze 38

Pflanzliche Nahrungsergänzungsmittel 39

Omega-3-Fettsäuren 40

Probiotika und Darmgesundheit 41

KAPITEL 7. LEBENSSTIL UND HYPOTHYREOIDISMUS 42

Bewegung und Schilddrüsenfunktion 42

Empfohlene Übungen bei Hypothyreose 42

Techniken zur Stressbewältigung 43

Schlaf und Erholung...45
Vermeidung von Umweltgiften..46
KAPITEL 8. ÜBERWACHUNG UND ANPASSUNG IHRER ERNÄHRUNG....................**48**
Regelmäßige Schilddrüsenfunktionstests...48
Ein Ernährungstagebuch führen..49
Zusammenarbeit mit einem Gesundheitsdienstleister............................50
KAPITEL 9. 60-TAGE-MAHLZEITPLANUNG...**52**
Woche 1:...52
Woche 2:...53
Woche 3:...54
Woche 4:...55
Woche 5:...56
Woche 6:...57
Woche 7:...58
Woche 8:...58
Woche 9:...59
KOCHBUCH...**61**
KAPITEL 10. SMOOTHIES, GETRÄNKE UND FRÜHSTÜCKE...................**61**
Beeren-Glücks-Smoothie...61
Grüner Power-Smoothie..61
Tropischer Paradies-Smoothie...61
Haferflocken-Keks-Smoothie..62
Schokoladen-Erdnussbutter-Genuss...62
Kirsch-Mandel-Smoothie..62
Pfirsichiger Keen-Frühstücks-Smoothie...63
Ingwer-Kurkuma-Tee..63
Grüner Tee..63
Kokosnusswasser...64
Kamillentee...64
Zitronenwasser...64
Goldene Milch...64
Gemischtes, mit Beeren angereichertes Wasser.....................................65
Griechischer Joghurt perfekt..65
Haferflocken mit Mandeln...65
vegetarisches Omelett..66
Avocado Toast..66
Chia-Samen Pudding..67
Quinoa-Frühstücksschüssel...67
Smoothie-Bowl..68
KAPITEL 11. SNACKS UND BEILAGEN..**69**
Griechischer Joghurt mit Honig und Beeren...69

Karotte und Hummus..69

Gemischte Nüsse und Samen...69

Apfelscheiben mit Mandelbutter...69

Hüttenkäse und Ananas...70

Hart gekochte Eier..70

Grünkohlchips..70

Gerösteter Rosenkohl mit Balsamico-Glasur...71

Sautierter Spinat mit Knoblauch und Zitrone...71

Blumenkohl-Reis-Pilaw...71

Quinoa-Gemüse-Medley...72

Spargel mit Mandelbutter...73

Mit Pilzen und Spinat gefüllte Paprika..73

Gurken-Avocado-Salat...74

KAPITEL 12. HEFTKLAMMERN...75

Quinoa-Salat..75

gebackener Lachs...75

Klassische Zoodles...75

geröstete süße Kartoffeln..76

Hummus..76

Ingwer-Kurkuma-Rub..77

Eiweißomelett...77

Paleo-Pfannkuchen...78

Blumenkohlbrei...78

Brauner Reis..78

Grüner Smoothie...79

KAPITEL 13. SUPPEN UND SALATE..80

Linsensuppe mit karamellisierten Zwiebeln...80

Spinat- und weiße Bohnensuppe..80

Brokkoli-Cheddar-Suppe (mit Blumenkohl für Cremigkeit)..................................81

Chipotle-Kürbissuppe...81

Italienische Hochzeitssuppe..82

Marinebohnen-, Knoblauch- und Mangoldsuppe...82

Minestrone-Suppe...83

Pilz-Gersten-Suppe..83

Butternut-Kürbis-Suppe..84

Spinat-Erdbeer-Salat..84

Quinoa- und schwarzer Bohnensalat...85

Gurken- und Tomatensalat...85

gerösteter süsser Kartoffelsalat..86

Brokkoli-Cranberry-Salat..86

Avocado- und Kichererbsensalat..87

Thunfisch- und weißer Bohnensalat...87

Gerösteter Rübensalat mit Ziegenkäse..87

Truthahn-Taco-Salat mit Zitronen-Avocado-Dressing.....................................88

KAPITEL 14. PFLANZLICHE MAHLZEITEN...**89**

Kichererbsen-Gemüse-Pfanne...89

Linsen-Gemüse-Curry..89

Mit Quinoa und schwarzen Bohnen gefüllte Paprika..90

Veganes Kichererbsen-Süßkartoffel-Curry...90

Mit Portobello-Pilzen und Spinat gefüllte Paprika...91

Veganer Auberginen-Parmesan...91

Vegane Linsen- und Gemüsesuppe..92

Veganes Blumenkohl-Kichererbsen-Curry..93

Veganes Pilz-Spinat-Risotto...93

Veganes Ratatouille..94

KAPITEL 15. FISCH UND MEERESFRÜCHTE..**95**

Gebackener Tilapia mit Zitronenkräutern..95

Gebackener Wels mit Pesto..95

Gebackener Zitronen-Dill-Kabeljau...96

Gebackener Zitronen-Kräuter-Lachs...96

Gegrillte Garnelenspieße..96

Zitronen-Knoblauch-Butter Kabeljau...97

Gebratenes Thunfischsteak..97

Garnelennudeln mit Knoblauchbutter..98

In der Pfanne gebratener Wolfsbarsch mit Zitronen-Kräuter-Sauce..................98

Gebackener Kabeljau mit Tomaten-Basilikum-Sauce..99

Gegrillter Schwertfisch mit Mangosalsa..99

Zitronen-Knoblauch-Garnelen und Spargel...100

Gebackener Wels nach Cajun-Art..101

Kokosgarnelen mit Mangosalsa..101

Jakobsmuscheln mit Knoblauchbutter...102

Garnelen-Brokkoli-Pfanne...102

Cajun-Garnelen-Wurst-Pfanne..103

Hummerschwänze mit Zitronen-Knoblauch-Butter..103

KAPITEL 16. GEFLÜGEL UND FLEISCH...**105**

Gebratenes Hähnchen mit Zitronenkräutern...105

Putenbrust mit Kräutern..105

Mit Balsamico glasierte Hähnchenschenkel..106

Gebratene Putenkeulen mit Knoblauch und Kräutern......................................106

Mit Zitronen-Rosmarin geröstete Cornish-Hühner..107

Koriander-Limetten-Hähnchen...107

Mediterrane gefüllte Hähnchenbrust...108

Putenschnitzel mit Kräuterkruste...108

Rindfleisch-Brokkoli-Pfanne..109

In Kräutern gebratenes Schweinefilet...110

Mit Rosmarin und Knoblauch gegrillte Lammkoteletts..........................110

Truthahn-Gemüse-Pfanne..111

Gebackene Knoblauch-Parmesan-Hähnchenflügel...............................111

Schweinefleisch- und Gemüsespieße..112

Gewürzte Rinderhacksalat-Wraps..112

Gegrillte Rosmarin-Lammspiesse...113

Gegrillte Hähnchenbrust mit Knoblauch und Kräutern..........................114

KAPITEL 17. GESUNDE DESSERTS..115

Bananen-Hafer-Kekse...115

Schokoladen-Avocado-Mousse..115

Mandelbutter und Bananenhäppchen..115

Gemischtes Beerensorbet...116

Kürbiskuchen-Chia-Pudding..116

Kokos-Dattelbällchen..117

Schokoladen-Bananen-Eis..117

Erdnussbutter-Proteinhäppchen..117

Beerenjoghurt Perfekt...118

Kürbisgewürz-Reispudding..118

Gemischter Obstsalat mit Minze und Limette.......................................119

Apfel Zimt Muffins...119

Blaubeer-Chia-Samen-Marmelade...119

Kokosnuss-Mandel-Energiehäppchen...120

Mit Zimt gebackene Birnen...120

Schokoladen-Avocado-Brownies...121

Himbeer-Kokos-Eis am Stiel...121

Zitrone-Mohn-Muffins..122

Cranberry-Zitrus-Kompott...122

Kokos-, Blaubeer- und Orangen-Freezer-Pops.....................................122

Beeren-Mandel-Chia-Pudding..123

KAPITEL 18. KNOCHENBRÜHEN, SOSSEN UND DRESSINGS........................124

Hühnerknochenbrühe..124

Rinderknochenbrühe...124

Putenknochenbrühe..125

Gemüsebrühe...125

Pilzbrühe..126

Fischgrätenbrühe..126

Algen- und Gemüsebrühe...127

Schweineknochenbrühe..127

Zitronen-Dill-Sauce..128

Basilikum-Pesto-Sauce...128

Geröstete rote Pfeffersauce..128

Koriander-Limetten-Sauce..129

Tahini Dressing...129

Tomaten-Basilikum-Sauce..129

Mangosauce...130

Avocado-Limetten-Dressing..130

Zitronen-Tahini-Dressing..130

Griechisches Joghurt-Ranch-Dressing...131

Balsamico-Vinaigrette-Dressing...131

Koriander-Limetten-Dressing..132

Orangen-Ingwer-Dressing..132

Honig-Senf-Dressing...132

Cremiges Avocado-Dressing...133

ABSCHLUSS...**134**

ANHANG..**136**

Glossar der Begriffe..136

VORWORT

Willkommen zu diesem umfassenden Leitfaden zum Umgang mit Hypothyreose durch Ernährung. Der Weg, diesen Zustand zu verstehen und anzugehen, kann eine Herausforderung sein, aber mit dem richtigen Wissen und der richtigen Anleitung wird er zu einem Weg zu neuer Vitalität und Wohlbefinden.

Hypothyreose, oft auch als Schilddrüsenunterfunktion bezeichnet, ist eine Erkrankung, von der weltweit Millionen Menschen betroffen sind. Es kann sich auf verschiedene Weise äußern, von Müdigkeit und Gewichtszunahme bis hin zu Stimmungsschwankungen und Hautveränderungen, was bei vielen zu Frustration und Missverständnissen führt. Aber die gute Nachricht ist, dass Sie nicht allein sind und dass es Hoffnung auf eine bessere, gesündere Zukunft gibt.

Dieses Buch ist Ihr Kompass auf dem Weg zur Schilddrüsengesundheit. Es soll Ihnen das Wissen und die Werkzeuge vermitteln, die Sie benötigen, um fundierte Entscheidungen über Ihre Ernährung und Ihren Lebensstil zu treffen. Es handelt sich nicht um ein Patentrezept, sondern um eine umfassende Ressource, die es Ihnen ermöglicht, Ihren Ansatz an Ihre individuellen Bedürfnisse und Umstände anzupassen.

Auf diesen Seiten finden Sie zahlreiche Informationen über die Schilddrüse, ihre entscheidende Rolle für Ihr allgemeines Wohlbefinden und den Einfluss der Ernährung auf ihre Funktion. Wir werden die Kraft von Lebensmitteln erforschen, die die Gesundheit der Schilddrüse unterstützen, und solche, die sie behindern können. Sie werden die Bedeutung von Nährstoffen wie Jod, Selen und Zink sowie die Rolle von Antioxidantien und Ballaststoffen bei der Förderung des Gleichgewichts entdecken.

Aber in diesem Ratgeber geht es nicht nur darum, was man essen sollte; Es geht auch darum, wie man isst. Wir vertiefen uns in die Kunst der Essensplanung, teilen köstliche Rezepte und geben praktische Tipps für die Integration schilddrüsenfördernder Lebensmittel in Ihren Alltag. Wir werden auch Nahrungsergänzungsmittel, Bewegung, Stressbewältigung und Schlaf besprechen – alles wichtige Komponenten eines ganzheitlichen Ansatzes zur Schilddrüsengesundheit.

Wichtig ist, dass dieses Buch die Bedeutung der Zusammenarbeit mit medizinischem Fachpersonal hervorhebt. Ihre Reise ist einzigartig, und obwohl die Ernährung eine wichtige Rolle spielt, ist es wichtig, mit Ihrem Arzt zusammenzuarbeiten, um Ihren Fortschritt zu überwachen und notwendige Anpassungen vorzunehmen.

Wenn Sie die Geschichten von Menschen lesen, die einen ähnlichen Weg gegangen sind und bemerkenswerte Veränderungen miterlebt haben, werden Sie Inspiration und Hoffnung finden. Ihre Erfahrungen zeigen, dass Sie mit Engagement und dem richtigen Wissen die Kontrolle über Ihre Gesundheit wiedererlangen und Ihr Leben in vollen Zügen genießen können.

Denken Sie daran, dass es bei dieser Reise nicht nur um die Bewältigung einer Erkrankung geht; Es geht darum, einen Lebensstil anzunehmen, der das Wohlbefinden fördert. Es geht darum, den tiefen Zusammenhang zwischen dem, was Sie essen, und Ihrem körperlichen und emotionalen Gefühl zu erkennen. Es geht darum, Ihre Energie, Ihre Vitalität und Ihre Freude zurückzugewinnen.

Wenn Sie sich also auf diese transformative Reise durch die Seiten dieses Leitfadens begeben, tun Sie dies mit offenem Herzen und neugierigem Geist. Nutzen Sie das gewonnene Wissen und setzen Sie es in die Tat um. Die Gesundheit Ihrer Schilddrüse liegt in Ihren Händen und Sie haben die Macht, eine positive Veränderung herbeizuführen.

Lassen Sie dieses Buch Ihr Begleiter auf dem Weg zu einer besseren Schilddrüsengesundheit sein. Möge es Sie stärken, inspirieren und in eine Zukunft voller neuer Energie, verbessertem Wohlbefinden und einem Gefühl lebendiger Vitalität führen.

Mit Entschlossenheit und den richtigen Entscheidungen können Sie sich Mahlzeit für Mahlzeit auf eine Reise der Heilung und Transformation begeben.

Aufrichtig,

EINFÜHRUNG

Im Bereich der menschlichen Gesundheit sind nur wenige Körpersysteme so integral und vielfältig wie das endokrine System. Die im Nacken gelegene Schilddrüse hat trotz ihrer geringen Größe einen beispiellosen Einfluss auf unser allgemeines Wohlbefinden. Es ist der Dirigent unseres Stoffwechselorchesters und orchestriert das Tempo, in dem unsere Zellen ihre komplizierten Tänze aufführen. Wenn die Schilddrüse ins Stocken gerät, versagt auch die Symphonie des Lebens. Hypothyreose, eine Erkrankung, die durch eine Unterfunktion der Schilddrüse gekennzeichnet ist, wirft einen Schatten auf das Leben von Millionen von Menschen. Die charakteristischen Symptome – Müdigkeit, Gewichtszunahme, Kälteunverträglichkeit und mehr – können die Vitalität beeinträchtigen und den Alltag stören. Doch die Kraft, das Feuer der Schilddrüse wieder zu entfachen, liegt oft in den Entscheidungen, die wir beim Essen treffen. Willkommen beim „Hypothyreose-Diätplan-Kochbuch". Auf diesen Buchseiten tauchen wir ein in eine kulinarische Entdeckungsreise, die die Kunst des köstlichen Kochens mit der Wissenschaft der Ernährung einer kranken Schilddrüse verbindet. Während wir die Welt der Aromen und Ernährung erkunden, möchten wir Sie mit dem Wissen und den Werkzeugen ausstatten, mit denen Sie Ernährungsentscheidungen treffen können, die Ihre Schilddrüse beleben und Ihr Leben erfrischen.

Die Schilddrüse und Ernährung: Eine lebenslange Verbindung

Die Schilddrüse lebt vom Gleichgewicht und die Ernährung ist der Eckpfeiler dieses Gleichgewichts. Es geht nicht nur darum, was wir essen; Es geht darum, eine harmonische Verbindung zwischen unseren Ernährungsgewohnheiten und den komplexen Bedürfnissen unserer Schilddrüse herzustellen. Dieses Kochbuch soll Ihr vertrauenswürdiger Begleiter auf dieser Reise sein und bietet eine Sammlung köstlicher Rezepte, die speziell auf die Unterstützung der Schilddrüsengesundheit zugeschnitten sind.

Was Sie erwartet: Ein ganzheitlicher Ansatz

Auf diesen Seiten finden Sie eine Fülle von Rezepten, die Ihren Geschmacksknospen gerecht werden und gleichzeitig auf die besonderen Ernährungsbedürfnisse von Menschen mit Hypothyreose eingehen. Vom nahrhaften Frühstück über sättigende Suppen und Salate bis hin zu köstlichen Desserts wurde jedes Gericht sorgfältig zubereitet, um das empfindliche Gleichgewicht zwischen Geschmack und Schilddrüsenunterstützung zu gewährleisten. Unsere Rezepte umfassen vollwertige, nährstoffreiche Lebensmittel, die reich an Vitaminen, Mineralien und Antioxidantien sind, die das Feuer Ihrer Schilddrüse anheizen können. Sie werden die transformative Kraft von Zutaten wie jodreichen Meeresfrüchten, selenreichen Nüssen und antioxidantienreichem Obst und Gemüse entdecken. Diese Rezepte verbessern die Verbindung von Geschmack und Ernährung und beweisen, dass die Ernährung Ihrer Schilddrüse ein Genuss für den Gaumen sein kann. Doch dieses Kochbuch bietet mehr als nur eine Rezeptsammlung. Es ist ein umfassender Leitfaden zum Verständnis von Hypothyreose, Ernährung und Lebensstilfaktoren, die sich auf die Gesundheit der Schilddrüse auswirken können. Sie erhalten Einblicke in die Rolle von Makronährstoffen und Mikronährstoffen, Hinweise zur Essensplanung und Tipps zur Anpassung dieser Rezepte an Ihre individuellen Ernährungsvorlieben und -bedürfnisse.

Ein Weg zu neuer Vitalität

Ganz gleich, ob bei Ihnen neu eine Schilddrüsenunterfunktion diagnostiziert wurde oder Sie schon seit Jahren mit dieser Erkrankung leben, dieses unglaubliche Kochbuch unterstützt Sie auf Ihrem Weg. Es ist eine Einladung, die Schnittstelle zwischen köstlicher Küche und optimaler Schilddrüsenfunktion zu erkunden und bietet Ihnen die Werkzeuge, um Ihre Gesundheit in die Hand zu nehmen und ein Leben voller Vitalität zu führen.

Mit jedem Rezept, das Sie zubereiten, und jedem Bissen, den Sie genießen, machen Sie einen Schritt in Richtung eines gesünderen, vitaleren Menschen. Lassen Sie uns also gemeinsam auf dieses Kochabenteuer eingehen, die Aromen der Nahrung genießen und die Flamme der Schilddrüsengesundheit nähren.

KAPITEL 1. WISSEN ÜBER HYPOTHYREOIDISMUS

Was ist Hypothyreose?

Die Schilddrüse liegt diskret im Nacken und übt trotz ihrer geringen Größe einen enormen Einfluss auf die komplexe Symphonie des menschlichen Körpers aus. Wie ein Meisterdirigent orchestriert dieses schmetterlingsförmige Organ das Tempo, in dem unsere Zellen funktionieren, die Energie, die wir besitzen, und sogar die Stimmung, die unseren Tag prägt. Es ist ein stiller Wächter des Wohlbefindens, der oft übersehen wird, bis seine harmonische Melodie ins Stocken gerät. Hypothyreose, eine häufige, aber heimtückische Erkrankung, bringt dieses empfindliche Gleichgewicht aus dem Gleichgewicht und betrifft Millionen von Leben weltweit.

Im Wesentlichen handelt es sich bei der Hypothyreose um eine Störung der Schilddrüse, bei der dieses unscheinbare schmetterlingsförmige Organ nicht in der Lage ist, ausreichend Schilddrüsenhormone zu produzieren, vor allem Thyroxin (T4) und Trijodthyronin (T3). Diese Hormone, ähnlich den Musiknoten in der Symphonie unseres Körpers, regulieren eine Reihe physiologischer Prozesse, die unsere Vitalität definieren. Hypothyreose stört diese fein abgestimmte Zusammensetzung und führt zu einer Kaskade körperlicher und emotionaler Symptome.

Eines der charakteristischen Merkmale der Hypothyreose ist ihre Fähigkeit, sich subtil und heimtückisch zu manifestieren. Diese heimliche Natur lässt den Einzelnen seine Anwesenheit oft erst dann bemerken, wenn die Symptome deutlich werden. Müdigkeit, dieser unerbittliche Begleiter, markiert häufig den ersten Schritt in die Welt der Hypothyreose. Es handelt sich um eine Müdigkeit, die über die bloße Müdigkeit hinausgeht und oft mit einer unerklärlichen Gewichtszunahme einhergeht, selbst wenn die Ernährungsgewohnheiten unverändert bleiben. Ein träger Stoffwechsel, eine weitere Folge eines Schilddrüsenhormonmangels, kann dazu führen, dass das Abnehmen dieser zusätzlichen Pfunde wie ein harter Kampf erscheint.

Stimmungsschwankungen, kognitive Schwierigkeiten und Gedächtnislücken können ebenfalls Teil dieses rätselhaften Pakets sein. Die emotionale Belastung durch eine Schilddrüsenunterfunktion kann tiefgreifend sein, da sie das Gleichgewicht der Neurotransmitter und die Serotoninproduktion beeinflusst und somit das geistige Wohlbefinden beeinträchtigt. Trockene Haut, brüchige Nägel und Haarausfall können kosmetische Bedenken hervorrufen, weisen aber auch auf eine Beteiligung der Schilddrüse am Wachstum von Haut- und Haarzellen hin.

Während diese Symptome häufig mit einer Schilddrüsenunterfunktion in Verbindung gebracht werden, ist die Erscheinungsform dieser Erkrankung bemerkenswert vielfältig. Bei einigen Personen kann es sein, dass nur ein Teil dieser Symptome auftritt, während bei anderen möglicherweise zusätzliche Komplikationen auftreten, wie z. B. ein erhöhter Cholesterinspiegel, Gelenkschmerzen oder sogar Fruchtbarkeitsprobleme.

Eine Hypothyreose kann verschiedene Ursachen haben. Als Hauptursache gilt die Autoimmunthyreoiditis, insbesondere die Hashimoto-Krankheit, bei der das körpereigene Immunsystem fälschlicherweise die Schilddrüse angreift. Weitere Ursachen sind Strahlenbehandlung, bestimmte Medikamente, angeborene Faktoren und in seltenen Fällen eine Funktionsstörung der Hypophyse.

Die Diagnose einer Hypothyreose umfasst typischerweise Blutuntersuchungen, bei denen der Schilddrüsenhormonspiegel gemessen wird. TSH (Schilddrüsen-stimulierendes Hormon) ist bei Hypothyreose häufig erhöht, während die T4- und T3-Spiegel verringert sind. Diese Tests liefern wichtige Einblicke in die Schilddrüsenfunktion und leiten Behandlungsentscheidungen.

Die Behandlung einer Hypothyreose umfasst in erster Linie eine Hormonersatztherapie, häufig mit synthetischem T4 (Levothyroxin) oder einer Kombination aus T4- und T3-Hormonen. Ziel dieser Therapie ist es, den Schilddrüsenhormonspiegel wieder in den optimalen Bereich zu bringen und so die innere Symphonie des Körpers effektiv wieder zu harmonisieren. Mit geeigneten Medikamenten und fortlaufender Überwachung können viele Menschen mit Hypothyreose ein erfülltes, gesundes Leben führen.

Das Verständnis einer Schilddrüsenunterfunktion ist nicht nur eine Übung medizinischer Kenntnisse; Es ist eine Erkundung des tiefgreifenden Zusammenspiels zwischen einer kleinen Drüse und dem riesigen Orchester unserer Physiologie. Es dient als Erinnerung daran, dass selbst die leisesten Stimmen in unserem Körper den tiefgreifendsten Einfluss ausüben können.

Auf der Suche nach einer gesunden Schilddrüse wird Wissen zu unserem Kompass und führt uns zu einem lebendigeren Leben. Ganz gleich, ob Sie mit einer Schilddrüsenunterfunktion leben oder ein neugieriger Beobachter sind, die Reise durch diese Seiten wird die Komplexität, Herausforderungen und Erfolge derjenigen enthüllen, die den Weg der Schilddrüsengesundheit beschreiten. Es ist eine Erkundung der Widerstandsfähigkeit des menschlichen Geistes und des Potenzials für Erneuerung und Vitalität.

Hypothyreose in all ihrer Subtilität und Komplexität ist eine Einladung, in das Wunder unseres Körpers einzutauchen und die Geheimnisse der Gesundheit und Widerstandsfähigkeit zu lüften. Es ist ein Aufruf zum Handeln, eine Erinnerung daran, dass unser Wohlbefinden eine Symphonie ist, die es wert ist, Ton für Ton gepflegt zu werden.

Ursachen und Risikofaktoren

Die Schilddrüse, eine scheinbar unauffällige schmetterlingsförmige Struktur im Nacken, spielt eine entscheidende Rolle in der komplexen Symphonie der menschlichen Gesundheit. Seine Rolle bei der Regulierung des Stoffwechsels, des Energieniveaus und des allgemeinen Wohlbefindens kann nicht genug betont werden. Wenn dieser empfindliche Leiter jedoch ins Stocken gerät, kommt es zu einer Hypothyreose – einem Zustand, bei dem die Schilddrüse nicht in der Lage ist, ausreichend Schilddrüsenhormone zu produzieren. Das Verständnis der Ursachen und Risikofaktoren einer Hypothyreose kommt der Entschlüsselung der zugrunde liegenden Partitur dieser rätselhaften Symphonie gleich.

Hauptursachen:

- Autoimmunerkrankungen: Einer der Hauptverursacher einer Hypothyreose ist die Autoimmunthyreoiditis, insbesondere die Hashimoto-Thyreoiditis. In diesem Zustand identifiziert das körpereigene Immunsystem fälschlicherweise die Schilddrüse als Eindringling und startet einen Angriff, der im Laufe der Zeit zu Entzündungen und Schäden führt. Da das Schilddrüsengewebe allmählich zerstört wird, nimmt seine Hormonproduktionskapazität ab.

- Jodmangel: Jod ist ein wesentliches Element, das für die Synthese von Schilddrüsenhormonen benötigt wird. Insbesondere in Regionen mit niedrigem Jodgehalt im Boden und im Wasser kann eine zu geringe Jodzufuhr zu einer Schilddrüsenunterfunktion führen. Obwohl Jodsalz dieses Problem in vielen Ländern weitgehend gelöst hat, kann es in einigen Regionen weiterhin zu Jodmangel kommen.

- Schilddrüsenoperation oder Strahlentherapie: Wenn sich eine Person einer Schilddrüsenoperation oder Strahlentherapie zur Behandlung von Kopf- und Halskrebs unterzogen hat, besteht ein erhöhtes Risiko einer Hypothyreose. Eine Entfernung der Schilddrüse oder eine Strahlenbelastung können die Hormonproduktion stören.

- Medikamente: Bestimmte Medikamente wie Lithium und Amiodaron können die Schilddrüsenfunktion beeinträchtigen und zu einer Hypothyreose führen. Patienten, die diese Medikamente einnehmen, müssen sorgfältig überwacht werden, um Schilddrüsenstörungen rechtzeitig zu erkennen und zu behandeln.

Risikofaktoren:

- Alter und Geschlecht: Hypothyreose tritt häufiger bei Frauen auf, insbesondere mit zunehmendem Alter. Mit zunehmendem Alter steigt das Risiko, weshalb regelmäßige Schilddrüsenuntersuchungen insbesondere für ältere Frauen wichtig sind.

- Familienanamnese: Eine familiäre Vorgeschichte von Schilddrüsenerkrankungen, einschließlich Hypothyreose, kann das Risiko einer Person erhöhen. Genetische Faktoren können zu Autoimmunerkrankungen der Schilddrüse wie Hashimoto beitragen.

- Frühere Schilddrüsenerkrankungen: Personen, die in der Vergangenheit Schilddrüsenprobleme wie Kropf oder Hyperthyreose hatten, haben möglicherweise ein erhöhtes Risiko, später im Leben eine Hypothyreose zu entwickeln.

- Schwangerschaft: Eine Schwangerschaft kann die Schilddrüse zusätzlich belasten, und einige Frauen entwickeln eine vorübergehende Form der Hypothyreose, die als Schwangerschaftshypothyreose bezeichnet wird. Dieser Zustand erfordert eine sorgfältige Behandlung, da er sowohl die Mutter als auch den sich entwickelnden Fötus beeinträchtigen kann.

- Andere Autoimmunerkrankungen: Andere Autoimmunerkrankungen wie Typ-1-Diabetes oder rheumatoide Arthritis können das Risiko für die Entwicklung autoimmuner Schilddrüsenerkrankungen, einschließlich Hashimoto-Thyreoiditis, erhöhen.

- Umweltfaktoren: Die Belastung durch Umweltgifte wie Pestizide oder Schadstoffe kann zu einer Funktionsstörung der Schilddrüse beitragen, die genauen Mechanismen werden jedoch noch untersucht.

Das Verständnis der Ursachen und Risikofaktoren einer Hypothyreose ist der erste Schritt zur Vorbeugung und Behandlung. Es unterstreicht die Bedeutung regelmäßiger Schilddrüsenuntersuchungen, insbesondere für Personen mit Risikofaktoren, und unterstreicht die Notwendigkeit eines ganzheitlichen Ansatzes zur Schilddrüsengesundheit, der nicht nur die medizinische Behandlung, sondern auch Lebensstilfaktoren wie Ernährung und Stressbewältigung berücksichtigt. Genau wie in einer Symphonie spielt jede Note in der komplexen Komposition der Schilddrüsengesundheit eine entscheidende Rolle für die allgemeine Harmonie des Wohlbefindens.

Häufige Symptome

Häufige Symptome einer Hypothyreose können unterschiedlich stark ausgeprägt sein und äußern sich möglicherweise nicht immer bei jedem gleich. Sie entwickeln sich im Laufe der Zeit oft langsam, sodass sie leicht übersehen oder auf andere Faktoren zurückgeführt werden können. Dies sind häufige Symptome einer Hypothyreose:

1. Müdigkeit: Ungewöhnliche Müdigkeit oder Erschöpfung, auch nach einer erholsamen Nacht.

2. Gewichtszunahme: Unerwartete Gewichtszunahme oder Probleme beim Abnehmen trotz regelmäßiger Bewegung und guter Ernährung.

3. Kälteempfindlichkeit: Übermäßiges Kältegefühl, insbesondere in den Extremitäten, und geringere Toleranz gegenüber kalten Temperaturen.

4. Trockene Haut und Haare: Trockene, raue Haut und sprödes, schütteres Haar, das grob werden kann.

5. Verstopfung: Schwierigkeiten beim Stuhlgang oder seltener Stuhlgang.

6. Muskelschwäche und -schmerzen: Muskelschwäche, Krämpfe und Schmerzen, die generalisiert oder spezifisch für bestimmte Muskelgruppen sein können.

7. Gelenkschmerzen: Gelenkschmerzen und -steifheit, die mit Arthritis verwechselt werden können.

8. Depression: Stimmungsschwankungen, einschließlich anhaltender Traurigkeit, Depression und Konzentrationsschwierigkeiten.

9. Gedächtnisprobleme: Vergesslichkeit und Schwierigkeiten beim Abrufen von Erinnerungen.

10. Schwellung: Schwellungen im Gesicht, insbesondere um die Augen, und Schwellungen an Händen und Füßen.

11. Heiserkeit: Veränderungen der Stimmqualität und Heiserkeit.

12. Menstruationsunregelmäßigkeiten: Unregelmäßige oder starke Menstruationsperioden bei Frauen.

13. Geringe Libido: Vermindertes Interesse an Sex oder sexuelle Dysfunktion.

14. Brüchige Nägel: Brüchige, leicht brüchige Nägel.

15. Erhöhter Cholesterinspiegel: Hoher Cholesterinspiegel, der das Risiko für Herzerkrankungen erhöhen kann.

16. Langsame Herzfrequenz: Bradykardie oder eine langsamere Herzfrequenz als normal, die zu einem Gefühl der Trägheit führen kann.

17. Schluckbeschwerden: Schluckbeschwerden, bekannt als Dysphagie, aufgrund einer vergrößerten Schilddrüse (Kropf) oder anderer Halsprobleme.

18. Geschwollenes Gesicht: Ein geschwollenes oder geschwollenes Aussehen im Gesicht, insbesondere um die Augen.

19. Haarausfall: Haarausfall oder Haarausfall, einschließlich Augenbrauen und Wimpern.

20. Trockene, raue Haut: Die Haut kann trocken, rau und schuppig werden.

Beachten Sie, dass nicht bei jedem Patienten mit einer Schilddrüsenunterfunktion alle diese Symptome auftreten und der Schweregrad sehr unterschiedlich sein kann. Darüber hinaus können sich einige Symptome mit anderen Gesundheitszuständen überschneiden, was die Diagnose schwieriger macht.

Diagnose und Tests

Eine genaue Diagnose und Untersuchung sind entscheidend für die Erkennung und wirksame Behandlung dieser Erkrankung. Hier finden Sie eine umfassende Erklärung des Diagnose- und Testverfahrens für Hypothyreose:

1. Klinische Bewertung:

* Eine umfassende klinische Beurteilung durch medizinisches Fachpersonal ist häufig der erste Schritt im Diagnoseprozess. Diese Beurteilung umfasst die Erörterung der Krankengeschichte, der Symptome und etwaiger Familienanamnesen von Schilddrüsenerkrankungen des Patienten.

* Müdigkeit, Gewichtszunahme, Kälteempfindlichkeit, Verstopfung, trockene Haut und Haarausfall sind typische Anzeichen einer Hypothyreose. Die Symptome können jedoch von Person zu Person unterschiedlich sein.

2. Körperliche Untersuchung:

* Eine körperliche Untersuchung kann bestimmte Anzeichen einer Schilddrüsenunterfunktion aufdecken, wie etwa trockene Haut, schütteres Haar, ein geschwollenes Gesicht oder eine langsame Herzfrequenz.

* Es kann auch eine Untersuchung der Schilddrüse selbst durchgeführt werden, um festzustellen, ob eine Vergrößerung vorliegt (Kropf).

3. Blutuntersuchungen:

* Blutuntersuchungen sind die wichtigste Methode zur Diagnose einer Hypothyreose. Typischerweise werden folgende Blutuntersuchungen durchgeführt:

A. Test auf Schilddrüsenstimulierendes Hormon (TSH):

- Die Hypophyse schüttet TSH aus, das die Produktion von Schilddrüsenhormonen steuert. Hohe TSH-Werte weisen normalerweise auf eine Unterfunktion der Schilddrüse (Hypothyreose) hin.

- Der Referenzbereich für TSH-Werte kann variieren, aber im Allgemeinen weisen TSH-Werte über dem Referenzbereich auf eine Hypothyreose hin.

B. Test auf freies Thyroxin (freies T4):

- Freies T4 ist eines der Schilddrüsenhormone, die von der Schilddrüse produziert werden. Niedrige Werte an freiem T4 im Blut weisen auf eine Hypothyreose hin.

C. Test auf Schilddrüsenperoxidase-Antikörper (TPOAk):

- Dieser Test überprüft das Vorhandensein von Antikörpern gegen Schilddrüsenperoxidase, ein Enzym, das an der Produktion von Schilddrüsenhormonen beteiligt ist.

- Erhöhte TPOAb-Werte können auf eine Autoimmunerkrankung der Schilddrüse hinweisen, wie z. B. Hashimoto-Thyreoiditis, die eine häufige Ursache für Hypothyreose ist.

D. Test auf Thyreoglobulin-Antikörper (TgAb):

- Ähnlich wie TPOAb prüft dieser Test das Vorhandensein von Antikörpern gegen Thyreoglobulin, ein weiteres Protein, das an der Produktion von Schilddrüsenhormonen beteiligt ist.

- Erhöhte TgAb-Werte können auch auf eine Autoimmunerkrankung der Schilddrüse hinweisen.

4. Interpretation der Ergebnisse:

* Die Diagnose basiert auf den Ergebnissen dieser Blutuntersuchungen. Im Allgemeinen weist ein hoher TSH-Spiegel zusammen mit einem niedrigen freien T4-Spiegel auf eine primäre Hypothyreose hin, bei der die Schilddrüse selbst nicht ausreichend funktioniert.

* In einigen Fällen kann ein Gesundheitsdienstleister zusätzliche Tests anordnen, wie z. B. eine Ultraschalluntersuchung der Schilddrüse oder einen Test zur Aufnahme von radioaktivem Jod, um die Struktur und Funktion der Schilddrüse weiter zu beurteilen.

5. Differentialdiagnose:

* Andere Erkrankungen und Medikamente können die Schilddrüsenfunktion und den TSH-Spiegel beeinflussen. Daher ist es für Gesundheitsdienstleister wichtig, diese Faktoren während des Diagnoseprozesses zu berücksichtigen und andere mögliche Ursachen für die Symptome des Patienten auszuschließen.

6. Beginn der Behandlung:

* Sobald eine Hypothyreose diagnostiziert wird, umfasst die Behandlung typischerweise eine Schilddrüsenhormonersatztherapie. Die häufigste Behandlung ist synthetisches Levothyroxin (T4), das oral eingenommen wird, um die fehlenden Schilddrüsenhormone zu ersetzen.

7. Laufende Überwachung:

* Nach Beginn der Behandlung benötigen Patienten mit Hypothyreose regelmäßige Nachsorgetermine und Blutuntersuchungen, um die Schilddrüsenfunktion zu überwachen und die Medikamentendosis nach Bedarf anzupassen.

* Ziel ist es, den TSH-Spiegel im normalen Referenzbereich zu halten und die Symptome zu lindern.

Seien Sie sich bewusst, dass die Diagnose und Behandlung einer Hypothyreose nur von qualifiziertem medizinischem Personal durchgeführt werden sollte

KAPITEL 2. ERNÄHRUNG UND SCHILDDRÜSENFUNKTION

Was macht die Schilddrüse?

Die Schilddrüse, ein kleines, aber feines Organ am Halsansatz, spielt eine unverzichtbare Rolle bei der Aufrechterhaltung des empfindlichen Gleichgewichts zahlreicher physiologischer Prozesse im menschlichen Körper. Seine Bedeutung liegt in seiner Fähigkeit, Schilddrüsenhormone, vor allem Thyroxin (T4) und Trijodthyronin (T3), zu produzieren, zu speichern und freizusetzen. Diese aus Jod und Aminosäuren bestehenden Hormone fungieren als Stoffwechselregulatoren des Körpers und steuern eine Symphonie von Funktionen, die praktisch jeden Aspekt der menschlichen Gesundheit beeinflussen.

In erster Linie ist die Schilddrüse die Stoffwechselzentrale des Körpers. Die von ihm ausgeschütteten Schilddrüsenhormone steuern die Geschwindigkeit, mit der Zellen Nährstoffe in Energie umwandeln. Durch diese Stoffwechselregulation übt die Schilddrüse einen tiefgreifenden Einfluss auf den Energieverbrauch, die Wärmeproduktion und die allgemeine Vitalität eines Menschen aus. Ein erhöhter Schilddrüsenhormonspiegel führt zu einer erhöhten Stoffwechselaktivität, während ein niedrigerer Spiegel das Gegenteil bewirkt und sich in Trägheit und einer verminderten Fähigkeit zur effizienten Kalorienverbrennung äußert. Folglich können Störungen der Schilddrüse, wie beispielsweise eine Hypothyreose, zu erheblichen Gewichtsschwankungen und Veränderungen der Körpertemperatur führen.

Über den Stoffwechsel hinaus spielt die Schilddrüse eine wesentliche Rolle für die Herz-Kreislauf-Gesundheit. Schilddrüsenhormone beeinflussen die Herzfrequenz, die Stärke der Herzkontraktionen und die Regulierung des Blutdrucks. Jede Störung der Schilddrüsenfunktion kann zu Herzklopfen, unregelmäßigem Herzschlag und sogar Bluthochdruck führen. Es ist zu beachten, dass Schilddrüsenerkrankungen weitreichende Folgen für das Herz-Kreislauf-System haben können, weshalb eine frühzeitige Erkennung und Behandlung von entscheidender Bedeutung ist.

Auch Schilddrüsenhormone sind von zentraler Bedeutung für Wachstum und Entwicklung, insbesondere bei Kindern. Sie überwachen die Entwicklung des Gehirns, das Knochenwachstum und den gesamten körperlichen Reifungsprozess. Jede Störung während dieser kritischen Phase kann zu Entwicklungsverzögerungen und Wachstumsstörungen führen.

Im Bereich der Fortpflanzung sind Schilddrüsenhormone für die Aufrechterhaltung des empfindlichen Gleichgewichts des Menstruationszyklus der Frau von entscheidender Bedeutung. Störungen wie eine Hypothyreose können dieses Gleichgewicht stören und die reproduktive Gesundheit und Fruchtbarkeit beeinträchtigen.

Der Einfluss der Schilddrüse erstreckt sich auf die kognitive Funktion und das emotionale Wohlbefinden. Eine ordnungsgemäße Schilddrüsenfunktion ist für die Aufrechterhaltung der kognitiven Fähigkeiten, der Stimmungsregulierung und der allgemeinen psychischen Gesundheit unerlässlich. Beispielsweise kann eine Hypothyreose zu kognitiven Beeinträchtigungen und Stimmungsstörungen führen, was die Rolle der Schilddrüse bei der Gehirnfunktion unterstreicht. Schilddrüsenhormone sind nicht nur auf diese Funktionen beschränkt; Sie sind außerdem entscheidend für die Muskel- und Nervenfunktion, die Energieproduktion, den Nährstoffstoffwechsel, die Cholesterinregulierung, die Verdauungsprozesse, die Gesundheit von Haut, Haaren und Nägeln, die Modulation des Immunsystems, die Kalziumregulierung und mehr. Im Wesentlichen fungiert die Schilddrüse als Dirigent des Körperorchesters und sorgt dafür, dass jedes Instrument harmonisch spielt.

Zusammenfassend lässt sich sagen, dass die Rolle der Schilddrüse in der menschlichen Physiologie geradezu bemerkenswert ist. Seine Fähigkeit, unzählige Körperfunktionen durch die Produktion und Regulierung von Schilddrüsenhormonen zu steuern, unterstreicht seine zentrale Bedeutung für Gesundheit und Wohlbefinden. Störungen der Schilddrüse können zu einer Reihe gesundheitlicher Probleme führen, weshalb eine frühzeitige Diagnose und geeignete Behandlung unerlässlich sind. Die Schilddrüse, die oft als Stoffwechselthermostat des Körpers bezeichnet wird, ist eine eindringliche Erinnerung an das komplizierte Zusammenspiel von Hormonen und Organen, das das menschliche Leben aufrechterhält.

Schilddrüsenhormone: T3 und T4

Schilddrüsenhormone, insbesondere Trijodthyronin (T3) und Thyroxin (T4), sind wichtige Bestandteile des endokrinen Systems und spielen eine zentrale Rolle bei der Regulierung des Stoffwechsels und verschiedener physiologischer Prozesse im gesamten Körper. Diese Hormone werden von der Schilddrüse produziert und freigesetzt und haben unterschiedliche Funktionen und Wirkmechanismen.

1. Thyroxin (T4):

- T4 oder Thyroxin ist das am häufigsten von der Schilddrüse produzierte Schilddrüsenhormon.

- Es enthält vier Jodatome, weshalb es „T4" genannt wird.

- T4 gilt als Prohormon, da es allein relativ inaktiv ist. Stattdessen dient es als Vorstufe für das biologisch aktivere T3.

- T4 wird von der Schilddrüse in den Blutkreislauf abgegeben und dann in verschiedenen Geweben, vor allem in der Leber und den Nieren, durch die Entfernung eines Jodatoms in T3 umgewandelt.

- T4 hat im Vergleich zu T3 eine längere Halbwertszeit im Körper, was es zu einem stabilen Reservoir an Schilddrüsenhormonen macht, das bei Bedarf in aktives T3 umgewandelt werden kann.

- Es spielt eine Rolle bei der Aufrechterhaltung des Grundumsatzes, der Energieproduktion und der gesamten Körperfunktionen.

2. Trijodthyronin (T3):

- T3 oder Triiodthyronin ist die wirksamere und biologisch aktivere Form des Schilddrüsenhormons.

- Es enthält drei Jodatome und wird aus diesem Grund oft als „T3" bezeichnet.

- T3 beeinflusst direkt Stoffwechselprozesse in verschiedenen Geweben und Zellen im gesamten Körper.

- Während T4 in peripheren Geweben in T3 umgewandelt wird, wird ein Teil von T3 auch direkt von der Schilddrüse produziert.

- T3 wirkt auf Schilddrüsenhormonrezeptoren im Zellkern, um die Expression von Genen zu regulieren, die am Stoffwechsel, der Wärmeproduktion und anderen Funktionen beteiligt sind.

- Es hat im Vergleich zu T4 eine kürzere Halbwertszeit und seine Wirkung ist schneller und wirksamer.

Zusammen spielen T3 und T4 eine koordinierte Rolle bei der Regulierung des Stoffwechsels, der Energieproduktion und der gesamten Homöostase des Körpers. Sie helfen dabei, zu kontrollieren, wie Zellen Energie aus Nährstoffen nutzen, die Körpertemperatur zu regulieren, die Herzfrequenz zu beeinflussen und verschiedene andere physiologische Prozesse zu beeinflussen. Der richtige T3- und T4-Spiegel ist entscheidend für die Erhaltung von Gesundheit und Wohlbefinden.

Störungen der Schilddrüse, wie Hypothyreose (unzureichende Schilddrüsenhormonproduktion) oder Hyperthyreose (übermäßige Schilddrüsenhormonproduktion), können zu Ungleichgewichten der T3- und T4-Spiegel führen, was zu einer Vielzahl von Symptomen und gesundheitlichen Problemen führt. Die genaue Regulierung dieser Hormone ist für die allgemeine Gesundheit von entscheidender Bedeutung, und etwaige Anomalien sollten von medizinischem Fachpersonal beurteilt und behandelt werden.

Der Einfluss der Ernährung auf die Schilddrüsenfunktion

Die Ernährung spielt eine wichtige Rolle bei der Aufrechterhaltung der Gesundheit und ordnungsgemäßen Funktion der Schilddrüse, einem entscheidenden Bestandteil des endokrinen Systems, das für die Regulierung des Stoffwechsels und verschiedener Körperfunktionen verantwortlich ist. Der Zusammenhang zwischen Ernährung und Schilddrüsenfunktion ist komplex, da verschiedene Nährstoffe und Ernährungsfaktoren die Gesundheit der Schilddrüse entweder unterstützen oder beeinträchtigen können. Hier untersuchen wir den tiefgreifenden Einfluss der Ernährung auf die Schilddrüsenfunktion und wie Ernährungsgewohnheiten Schilddrüsenerkrankungen, insbesondere Hypothyreose und Hyperthyreose, beeinflussen können.

Jod: Der essentielle Nährstoff der Schilddrüse

Jod ist vielleicht der bekannteste Ernährungsfaktor, der sich direkt auf die Schilddrüsenfunktion auswirkt. Jod ist ein wesentlicher Bestandteil der Schilddrüsenhormone T4 (Thyroxin) und T3 (Triiodthyronin). Die Schilddrüse baut Jod aus der Nahrung in diese Hormone ein und ist daher für deren Synthese von entscheidender Bedeutung.

* Jodmangel: Eine Ernährung, die nicht ausreichend Jod enthält, kann zu Jodmangel führen, was zu einer Schilddrüsenunterfunktion oder Hypothyreose führt. Dieser Zustand ist während der

Schwangerschaft besonders besorgniserregend, da er zu Entwicklungsstörungen des Fötus (Kretinismus) und geistigen Behinderungen führen kann.

* Jodüberschuss: Umgekehrt kann eine übermäßige Jodaufnahme, häufig durch den übermäßigen Verzehr jodreicher Lebensmittel oder Nahrungsergänzungsmittel, zu einer Schilddrüsenüberfunktion oder einer Schilddrüsenüberfunktion führen. Um eine optimale Schilddrüsenfunktion aufrechtzuerhalten, ist es wichtig, bei der Jodaufnahme auf ein Gleichgewicht zu achten.

Wichtige Nährstoffe für die Gesundheit der Schilddrüse

Neben Jod sind mehrere andere Nährstoffe für die Gesundheit der Schilddrüse von entscheidender Bedeutung:

* Selen: Selen ist für die Umwandlung von T4 in das aktivere T3-Hormon unerlässlich. Ein Mangel an Selen kann diesen Umwandlungsprozess beeinträchtigen und die Schilddrüsenfunktion beeinträchtigen.

* Zink: Zink unterstützt die Synthese von Schilddrüsenhormonen. Ein Zinkmangel kann zu einer verminderten Produktion von Schilddrüsenhormonen führen.

* Eisen: Eisen ist für die ordnungsgemäße Funktion der Schilddrüse erforderlich. Eisenmangel kann zu einer Funktionsstörung der Schilddrüse beitragen und die Symptome einer Hypothyreose verschlimmern.

Kreuzblütler und Kropfstoffe

Bestimmte Lebensmittel wie Kreuzblütler (z. B. Brokkoli, Blumenkohl, Kohl und Grünkohl) enthalten Verbindungen, die als Kropfstoffe bekannt sind. Goitrogene können die Schilddrüsenfunktion beeinträchtigen, indem sie die Aufnahme von Jod hemmen und die Hormonsynthese stören. Allerdings kann das Kochen dieses Gemüses seine kropfbildende Wirkung verringern, so dass es auch für Personen mit Schilddrüsenproblemen in Maßen sicher verzehrt werden kann.

Soja und Gluten

Auch Sojaprodukte und glutenhaltige Lebensmittel haben wegen ihrer potenziellen Auswirkungen auf die Schilddrüsenfunktion Aufmerksamkeit erregt, insbesondere bei Personen mit Autoimmunerkrankungen der Schilddrüse wie der Hashimoto-Thyreoiditis. Einige Untersuchungen deuten darauf hin, dass bestimmte Bestandteile von Soja und Gluten bei anfälligen Personen Entzündungen und Schilddrüsenantikörper verstärken können. Es bedarf jedoch weiterer Forschung, um einen eindeutigen Zusammenhang herzustellen, und Ernährungsempfehlungen sollten auf individueller Basis ausgesprochen werden.

Zucker und verarbeitete Lebensmittel

Eine Ernährung mit hohem Zuckergehalt und verarbeiteten Lebensmitteln kann zur Gewichtszunahme und Insulinresistenz beitragen, was sich indirekt auf die Schilddrüsenfunktion auswirken kann. Fettleibigkeit ist ein Risikofaktor für Schilddrüsenerkrankungen, und eine ausgewogene Ernährung kann dabei helfen, das Gewicht zu kontrollieren und die allgemeine Gesundheit zu unterstützen.

Fazit: Ein ausgewogener Ansatz für Ernährung und Schilddrüsengesundheit

Zusammenfassend lässt sich sagen, dass die Ernährung eine wichtige Rolle für die Schilddrüsenfunktion und die allgemeine Schilddrüsengesundheit spielt. Eine ausgewogene Ernährung, die reich an essentiellen Nährstoffen wie Jod, Selen, Zink und Eisen ist, ist für die Unterstützung der Schilddrüsenfunktion von entscheidender Bedeutung. Es ist jedoch wichtig, ein Gleichgewicht zu finden und eine übermäßige Jodaufnahme oder den übermäßigen Verzehr von kropferzeugenden Lebensmitteln zu vermeiden. Für Personen mit Schilddrüsenerkrankungen, insbesondere Autoimmunerkrankungen der Schilddrüse, ist die Rücksprache mit einem Gesundheitsdienstleister oder einem registrierten Ernährungsberater unerlässlich, um einen personalisierten Ernährungsplan zu entwickeln, der die Gesundheit der Schilddrüse und das allgemeine Wohlbefinden unterstützt. Ein ganzheitlicher Ernährungsansatz, kombiniert mit einer angemessenen medizinischen Versorgung, kann Einzelpersonen dabei helfen, Schilddrüsenerkrankungen effektiv zu bewältigen und eine optimale Gesundheit aufrechtzuerhalten.

Nahrungsergänzungsmittel für die Gesundheit der Schilddrüse

Nahrungsergänzungsmittel können zur Unterstützung der Schilddrüsengesundheit hilfreich sein, insbesondere bei Schilddrüsenerkrankungen wie Hypothyreose oder Hashimoto-Thyreoiditis. Obwohl diese Nahrungsergänzungsmittel eine ausgewogene Ernährung und medizinische Behandlung ergänzen können, ist es wichtig, einen Arzt zu konsultieren, bevor Sie Ihrer Routine neue Nahrungsergänzungsmittel hinzufügen. Hier sind einige Nahrungsergänzungsmittel, die häufig mit der Gesundheit der Schilddrüse in Verbindung gebracht werden:

1. Jod: Jod ist ein wichtiger Bestandteil der Schilddrüsenhormone (T4 und T3). In Regionen mit Jodmangel können Jodpräparate helfen, einer Schilddrüsenunterfunktion vorzubeugen. Allerdings kann eine übermäßige Jodzufuhr schädlich sein, daher sollte eine Supplementierung nur unter ärztlicher Aufsicht erfolgen.

2. Selen: Selen ist entscheidend für die Umwandlung von T4 (Thyroxin) in das aktivere T3-Hormon (Trijodthyronin). Eine Selenergänzung kann für Personen mit Schilddrüsenerkrankungen, insbesondere für Personen mit Selenmangel, von Vorteil sein. Es kann helfen, den Schilddrüsenhormonhaushalt zu verbessern und die Schilddrüsenantikörperspiegel bei Autoimmunerkrankungen der Schilddrüse wie der Hashimoto-Thyreoiditis zu senken.

3. Zink: Zink ist für die Produktion von Schilddrüsenhormonen notwendig. Bei Personen mit Zinkmangel können Zinkpräparate in Betracht gezogen werden, eine übermäßige Zinkaufnahme kann jedoch die Kupferabsorption beeinträchtigen, weshalb eine sorgfältige Überwachung unerlässlich ist.

4. Eisen: Eisenmangel kann zu einer Funktionsstörung der Schilddrüse beitragen und die Symptome einer Hypothyreose verschlimmern. Bei Personen mit Eisenmangelanämie kann eine Eisenergänzung erforderlich sein, diese sollte jedoch unter ärztlicher Aufsicht erfolgen.

5. Vitamin D: Vitamin D spielt eine Rolle im Immunsystem und kann einen Einfluss auf die Gesundheit der Schilddrüse haben. Ein niedriger Vitamin-D-Spiegel wird mit Autoimmunerkrankungen der Schilddrüse in Verbindung gebracht. Für Menschen mit Vitamin-D-Mangel können Vitamin-D-Ergänzungen hilfreich sein.

6. Vitamin-B-Komplex: B-Vitamine, einschließlich B12 und Folsäure, sind für die allgemeine Gesundheit, einschließlich der Schilddrüsenfunktion, unerlässlich. Ein Vitamin-B12-Mangel tritt häufiger bei Personen mit Schilddrüsenerkrankungen auf, sodass bei Feststellung eines Mangels möglicherweise eine Nahrungsergänzung erforderlich sein kann.

7. Omega-3-Fettsäuren: Omega-3-Fettsäuren haben entzündungshemmende Eigenschaften und können dazu beitragen, Entzündungen im Zusammenhang mit Autoimmunerkrankungen der Schilddrüse wie der Hashimoto-Thyreoiditis zu reduzieren. Nahrungsergänzungsmittel mit Fischöl sind eine typische Möglichkeit, Omega-3-Fettsäuren zu sich zu nehmen.

8. Probiotika: Ein gutes Immunsystem ist für die allgemeine Gesundheit von entscheidender Bedeutung, da es vor autoimmunen Schilddrüsenproblemen schützen kann. Probiotische Nahrungsergänzungsmittel können die Darmgesundheit unterstützen und möglicherweise Entzündungen im Körper reduzieren.

9. L-Tyrosin: L-Tyrosin ist eine Aminosäure, die eine Vorstufe von Schilddrüsenhormonen ist. Manche Menschen verwenden L-Tyrosin-Ergänzungsmittel zur Unterstützung der Schilddrüsenfunktion, es ist jedoch wichtig, diese unter ärztlicher Aufsicht einzunehmen, da eine übermäßige Einnahme zu Nebenwirkungen führen kann.

10. Kräuterzusätze: Bestimmte Kräuter wie Ashwagandha und Guggul werden in der traditionellen Medizin manchmal zur Unterstützung der Schilddrüsengesundheit verwendet. Ihre Wirksamkeit und Sicherheit kann jedoch variieren. Konsultieren Sie daher einen Arzt, bevor Sie pflanzliche Nahrungsergänzungsmittel verwenden.

Beachten Sie, dass Nahrungsergänzungsmittel nicht als Ersatz für eine ausgewogene Ernährung oder verschriebene Medikamente bei Schilddrüsenerkrankungen eingesetzt werden sollten. Der optimale Ansatz für die Gesundheit der Schilddrüse umfasst eine Kombination aus Ernährungsumstellungen, gegebenenfalls Nahrungsergänzungsmitteln und medizinischer Behandlung unter Anleitung eines Gesundheitsdienstleisters. Eine regelmäßige Überwachung der Schilddrüsenfunktion ist entscheidend, um sicherzustellen, dass jede Nahrungsergänzung angemessen und wirksam ist.

Eine ausgewogene Ernährung ist wichtig

Eine ausgewogene Ernährung ist der Grundstein für allgemeine Gesundheit und Wohlbefinden. Es bezieht sich auf den Verzehr einer Vielzahl von Nahrungsmitteln in angemessenen Anteilen, um den Nährstoffbedarf des Körpers zu decken. Hier sind die wichtigsten Gründe, die die Bedeutung einer ausgewogenen Ernährung hervorheben:

1. Optimale Gesundheit: Eine ausgewogene Ernährung liefert die essentiellen Nährstoffe, die der Körper für das Wachstum, die Reparatur und den Erhalt von Geweben und Organen benötigt. Es unterstützt die allgemeine Gesundheit und hilft, chronischen Krankheiten vorzubeugen.

2. Energieerzeugung: Nährstoffe aus einer ausgewogenen Ernährung werden in Energie umgewandelt und unterstützen so alltägliche Aktivitäten und Körperfunktionen. Die wichtigsten energieerzeugenden Substanzen sind Kohlenhydrate, Proteine und Lipide.

3. Gewichtsmanagement: Eine nährstoffreiche Ernährung hilft Ihnen, Ihr Gewicht unter Kontrolle zu halten. Der Verzehr der richtigen Kalorienzahl und Portionsgröße kann sowohl Fettleibigkeit als auch Unterernährung vorbeugen, die mit verschiedenen Gesundheitsproblemen verbunden sind.

4. Starkes Immunsystem: Die richtige Ernährung unterstützt ein starkes Immunsystem. Nährstoffe wie Vitamine (z. B. Vitamin C, Vitamin D) und Mineralien (z. B. Zink, Selen) spielen eine wichtige Rolle bei der Immunfunktion und helfen dem Körper bei der Abwehr von Infektionen und Krankheiten.

5. Gesundes Wachstum und Entwicklung: Eine ausgewogene Ernährung ist besonders für Kinder und Jugendliche von entscheidender Bedeutung. Es unterstützt das richtige körperliche und kognitive Wachstum und stellt sicher, dass sie ihr volles Potenzial entfalten.

6. Muskel- und Knochengesundheit: Die Protein- und Kalziumzufuhr aus einer ausgewogenen Ernährung ist für die Muskelkraft und Knochendichte unerlässlich. Eine unzureichende Ernährung kann zu Muskelschwäche und Knochenproblemen wie Osteoporose führen.

7. Herzgesundheit: Eine Ernährung mit wenig gesättigten Fettsäuren und Transfetten sowie eine ausreichende Zufuhr von Ballaststoffen unterstützen die Herzgesundheit, indem sie das Risiko von Herz-Kreislauf-Erkrankungen wie Herzinfarkten und Schlaganfällen verringert.

8. Geistiges Wohlbefinden: Nährstoffreiche Lebensmittel können sich positiv auf die Stimmung und die psychische Gesundheit auswirken. Bestimmte Nährstoffe wie Omega-3-Fettsäuren und Antioxidantien werden mit einer verbesserten kognitiven Funktion und einem verringerten Depressionsrisiko in Verbindung gebracht.

9. Verdauungsgesundheit: Ballaststoffreiche Lebensmittel unterstützen die Verdauung und helfen, Verstopfung vorzubeugen. Eine ausgewogene Ernährung mit ausreichend Ballaststoffen fördert einen gesunden Darm und verringert das Risiko von Verdauungsstörungen.

10. Blutzuckerkontrolle: Eine ausgewogene Ernährung umfasst Kohlenhydrate, die langsam verdaut werden und so schnelle Spitzen und Abstürze des Blutzuckerspiegels verhindern. Für diejenigen, die bereits Diabetes haben oder gefährdet sind, daran zu erkranken, ist dies besonders wichtig.

11. Hormonelles Gleichgewicht: Nährstoffe wie Eisen, Jod und Zink sind für das reibungslose Funktionieren der Hormone, einschließlich derjenigen, die von der Schilddrüse und den Sexualhormonen produziert werden, unerlässlich.

12. Langlebigkeit und Lebensqualität: Eine ausgewogene Ernährung, die reich an Antioxidantien und entzündungshemmenden Lebensmitteln ist, kann dazu beitragen, das Risiko chronischer Krankheiten im Zusammenhang mit dem Alter zu verringern und ein längeres und gesünderes Leben zu fördern.

13. Krankheitsprävention: Die richtige Ernährung kann das Risiko verschiedener Gesundheitszustände verringern, darunter Diabetes, Bluthochdruck, bestimmte Krebsarten und Osteoporose.

14. Erholung und Heilung: Eine ausreichende Ernährung ist für die Genesung nach Krankheiten, Operationen oder Verletzungen unerlässlich. Es unterstützt die Gewebereparatur und die Fähigkeit des Körpers, Infektionen zu bekämpfen.

15. Gesundes Altern: Eine ausgewogene Ernährung kann zu einem würdevollen Altern beitragen, indem sie die kognitiven Funktionen fördert, die Muskelmasse erhält und die Gesundheit der Gelenke unterstützt.

Empfohlene Makronährstoffverhältnisse

Makronährstoffe – Kohlenhydrate, Proteine und Fette – sind die Grundbestandteile unserer Ernährung und liefern die Energie und Bausteine, die für die Körperfunktionen notwendig sind. Die Anteile, in denen wir diese Makronährstoffe zu uns nehmen, wirken sich erheblich auf unsere Gesundheit und unser Wohlbefinden aus. Für eine optimale Ernährung ist es wichtig, die richtige Balance zu finden.

Kohlenhydrate: Die bevorzugte Energiequelle des Körpers

Kohlenhydrate sind eine primäre Energiequelle für den Körper, insbesondere für das Gehirn und die Muskeln. Sie kommen in zwei Hauptformen vor: einfache Kohlenhydrate (Zucker) und komplexe Kohlenhydrate (Stärke und Ballaststoffe). Die empfohlene tägliche Kohlenhydratzufuhr variiert je nach individuellen Faktoren wie Alter, Aktivitätsgrad und Gesundheitszustand, aber Kohlenhydrate sollten typischerweise 45 bis 65 % der täglichen Kalorienaufnahme ausmachen.

Komplexe Kohlenhydrate, die in Lebensmitteln wie Vollkornprodukten, Hülsenfrüchten, Obst und Gemüse enthalten sind, sind einfachen Zuckern vorzuziehen, da diese zu schnellen Spitzen und Abstürzen des Blutzuckerspiegels führen können. Der Schwerpunkt sollte auf ballaststoffreichen, nährstoffreichen Quellen liegen, um ein stabiles Energieniveau, eine gesunde Verdauung und die Vorbeugung chronischer Krankheiten zu unterstützen.

Proteine:Bausteine für Wachstum und Reparatur

Proteine sind für den Aufbau und die Reparatur von Gewebe notwendig, steigern die Leistung des Immunsystems und wirken als Hormone und Enzyme. Sie spielen auch eine entscheidende Rolle beim Muskelaufbau und -erhalt. Die empfohlene tägliche Proteinzufuhr liegt zwischen 10 % und 35 % der gesamten Kalorienaufnahme, wobei der individuelle Bedarf durch Faktoren wie Alter, Aktivitätsniveau und Gesundheitsziele bestimmt wird.

Hochwertige Proteinquellen wie mageres Fleisch, Geflügel, Fisch, Milchprodukte, Eier und pflanzliche Optionen wie Bohnen und Tofu liefern eine breite Palette an essentiellen Aminosäuren. Eine ausgewogene Proteinzufuhr über die Mahlzeiten hinweg trägt dazu bei, eine gleichmäßige Versorgung mit diesen Aminosäuren sicherzustellen und so die allgemeine Gesundheit und das Wohlbefinden zu unterstützen.

Fette: Wesentlich für die Gesundheit, wenn sie mit Bedacht ausgewählt werden

Fette werden oft missverstanden und zu Unrecht verteufelt, aber sie sind für verschiedene Körperfunktionen von entscheidender Bedeutung. Fette stellen eine konzentrierte Energiequelle dar, unterstützen die Aufnahme fettlöslicher Vitamine (A, D, E und K) und spielen eine Rolle bei der Zellstruktur und -funktion. Während Fette in Maßen konsumiert werden sollten, sollten sie 20 bis 35 % der täglichen Kalorienaufnahme ausmachen.

Es ist wichtig, sich auf gesunde Fette zu konzentrieren, wie sie beispielsweise in Avocados, Nüssen, Samen, Olivenöl und fettem Fisch wie Lachs enthalten sind. Diese Fette, insbesondere Omega-3-Fettsäuren, haben entzündungshemmende Eigenschaften und werden mit einem verringerten Risiko für Herzerkrankungen und andere chronische Erkrankungen in Verbindung gebracht. Gesättigte Fette und Transfette, die in verarbeiteten und frittierten Mahlzeiten enthalten sind, erhöhen wahrscheinlich das Risiko von Herzerkrankungen und sollten daher auf ein Minimum beschränkt werden.

Balanceakt: Individualisierte Ernährung

Die empfohlenen Makronährstoffverhältnisse sind wesentliche Richtlinien, der individuelle Bedarf kann jedoch je nach Faktoren wie Alter, Geschlecht, Aktivitätsniveau, Stoffwechselrate und Gesundheitszielen stark variieren. Es ist von entscheidender Bedeutung, die Makronährstoffverhältnisse an die spezifischen Bedürfnisse anzupassen.

Bei Sportlern kann eine höhere Proteinzufuhr erforderlich sein, um das Muskelwachstum und die Muskelregeneration zu unterstützen. Personen mit bestimmten Erkrankungen wie Diabetes müssen möglicherweise die Kohlenhydrataufnahme überwachen, um den Blutzuckerspiegel zu kontrollieren. Wer abnehmen möchte, könnte davon profitieren, seine Kalorienverteilung so anzupassen, dass ein Kaloriendefizit entsteht.

Deshalb sage ich: Die Bedeutung des Makronährstoffverhältnisses in unserer Ernährung kann nicht genug betont werden. Das richtige Gleichgewicht zwischen Kohlenhydraten, Proteinen und

Fetten ist der Schlüssel zur Erzielung und Aufrechterhaltung einer optimalen Ernährung und allgemeinen Gesundheit. Eine Ernährung, die den Schwerpunkt auf vollwertige, nährstoffreiche Lebensmittel legt und die Makronährstoffverhältnisse an die individuellen Bedürfnisse anpasst, kann zu einem besseren Energieniveau, einer verbesserten körperlichen Leistungsfähigkeit und einem verringerten Risiko chronischer Krankheiten beitragen. Daher hilft eine fundierte Ernährungsentscheidung dem Einzelnen dabei, einen Ernährungsplan zu erstellen, der seine einzigartige Gesundheit und sein Wohlbefinden fördert.

Kenntnis der Kalorien und Gewichtskontrolle

Kalorien sind die grundlegenden Energieeinheiten der von uns verzehrten Nahrung und spielen eine zentrale Rolle bei der Gewichtskontrolle. Um ein gesundes Gewicht und eine gesunde Körperzusammensetzung zu erreichen, ist ein Gleichgewicht zwischen den Kalorien, die Sie durch Nahrungsmittel und Getränke verbrauchen, und den Kalorien, die Ihr Körper durch verschiedene Aktivitäten und Stoffwechselprozesse verbraucht, erforderlich. Das Verständnis dieses Gleichgewichts ist der Schlüssel zu einem effektiven Gewichtsmanagement. Hier finden Sie eine umfassende Erklärung des Zusammenhangs zwischen Kalorien und Gewicht:

Kalorien in: Die Rolle der Ernährung

1. Energieaufnahme: Die Kalorien, die Sie aus Nahrungsmitteln und Getränken zu sich nehmen, versorgen Ihren Körper mit der Energie, die er benötigt, um richtig zu funktionieren. Diese Kalorien stammen aus drei Makronährstoffen: Kohlenhydraten, Proteinen und Fetten, die jeweils eine unterschiedliche Anzahl an Kalorien pro Gramm liefern (Kohlenhydrate und Proteine liefern etwa 4 Kalorien pro Gramm, während Fette etwa 9 Kalorien pro Gramm liefern).

2. Ausgewogene Ernährung: Eine ausgewogene Ernährung umfasst eine Vielzahl von Lebensmitteln, die wichtige Nährstoffe zur Unterstützung der allgemeinen Gesundheit liefern. Um ein gesundes Gewicht zu halten oder zu erreichen, ist es wichtig, eine dem Aktivitätsniveau und den individuellen Bedürfnissen entsprechende Menge an Kalorien zu sich zu nehmen.

3. Kalorienüberschuss und Gewichtszunahme: Wenn Sie dauerhaft mehr Kalorien zu sich nehmen, als Ihr Körper verbrennt (ein Kalorienüberschuss), werden die überschüssigen Kalorien als Fett gespeichert, was mit der Zeit zu einer Gewichtszunahme führt. Dies ist ein Grundprinzip des Gewichtsmanagements.

4. Kaloriendefizit und Gewichtsverlust: Wenn Sie hingegen weniger Kalorien zu sich nehmen, als Ihr Körper benötigt (ein Kaloriendefizit), greift Ihr Körper auf gespeichertes Fett zurück, um Energie zu gewinnen, was zu einer Gewichtsabnahme führt. Die Schaffung eines nachhaltigen Kaloriendefizits ist die Grundlage für eine effektive Gewichtsabnahme.

Kalorienverbrauch: Die Komponenten des Energieaufwands

1. Grundumsatz (BMR): Der BMR stellt die Energie dar, die Ihr Körper im Ruhezustand aufwendet, um grundlegende physiologische Funktionen wie Atmung, Blutzirkulation und Regulierung der Körpertemperatur aufrechtzuerhalten. Es macht den Großteil Ihres täglichen Energieverbrauchs aus (ca. 60–75 %).

2. Körperliche Aktivität: Diese Komponente umfasst alle Kalorien, die bei körperlichen Aktivitäten verbrannt werden, von strukturierten Übungen bis hin zu täglichen Bewegungen wie Gehen, Stehen und sogar Zappeln. Es variiert stark je nach Aktivitätsniveau einer Person.

3. Thermische Wirkung von Lebensmitteln (TEF):TEF ist die Energie, die Ihr Körper aufwendet, um die Nährstoffe aus der Nahrung, die Sie zu sich nehmen, zu verdauen, aufzunehmen und zu verarbeiten. Normalerweise macht es etwa 10 % Ihres gesamten täglichen Energieverbrauchs aus.

4. Thermogenese ohne körperliche Betätigung (NEAT): NEAT umfasst die Kalorien, die durch nicht-sportliche Aktivitäten wie Hausarbeiten, Gartenarbeit und sogar spontane Bewegungen wie Klopfen mit dem Fuß oder Gestikulieren beim Sprechen verbrannt werden. Es kann Ihren täglichen Energieverbrauch erheblich beeinflussen.

Kalorienausgleich zur Gewichtskontrolle

1. Gewichtserhaltung: Um Ihr aktuelles Gewicht zu halten, sollten die Kalorien, die Sie zu sich nehmen, in etwa den Kalorien entsprechen, die Sie verbrauchen. Dies wird oft als Erreichen einer Energiebilanz bezeichnet.

2. Gewichtsverlust: Um Gewicht zu verlieren, müssen Sie ein Kaloriendefizit erzeugen, indem Sie entweder Ihre Kalorienaufnahme reduzieren, Ihre körperliche Aktivität steigern oder beides. Als sichere und nachhaltige Gewichtsabnahme gelten im Allgemeinen etwa 1 bis 2 Pfund pro Woche, was einem täglichen Kaloriendefizit von 500 bis 1.000 Kalorien entspricht.

3. Gewichtszunahme: Umgekehrt müssen Sie für eine Gewichtszunahme (z. B. Muskelmasse) mehr Kalorien zu sich nehmen, als Sie verbrauchen. Dies wird typischerweise durch eine Kombination aus erhöhter Kalorienaufnahme und Krafttraining erreicht.

4. Individuelle Variation: Es ist wichtig zu erkennen, dass individuelle Faktoren wie Genetik, Alter, Geschlecht und Erkrankungen Ihren Stoffwechsel und Energieverbrauch beeinflussen können. Daher ist oft ein personalisierter Ansatz für das Kalorienmanagement notwendig.

Techniken zur Essenszubereitung

Techniken zur Essenszubereitung sind der Grundstein für eine gesunde und praktische Ernährung. In unserem schnelllebigen Leben kann die Art und Weise, wie wir Mahlzeiten zubereiten, erhebliche Auswirkungen auf unsere allgemeine Gesundheit, unsere Ernährungsgewohnheiten und die Zeit haben, die wir für die Ernährung von uns selbst und unserer Familie aufwenden. Dieser Aufsatz untersucht die Bedeutung von Techniken zur Essenszubereitung und bietet Einblicke in die Zubereitung ausgewogener, köstlicher und zeiteffizienter Mahlzeiten.

Die Bedeutung der Essenszubereitung:

Die Zubereitung von Mahlzeiten ist mehr als eine diätetische Aufgabe. Es handelt sich um eine bewusste Praxis, die den Einzelnen in die Lage versetzt, fundierte Ernährungsentscheidungen zu treffen und Ernährungsziele zu erreichen. Deshalb ist es so wichtig:

1. Ernährungskontrolle: Die Zubereitung von Mahlzeiten ermöglicht es dem Einzelnen, die Kontrolle über seine Ernährung zu übernehmen. Wenn Sie Ihre Mahlzeiten zubereiten, entscheiden Sie über die Zutaten, Portionsgrößen und Kochmethoden und stellen so sicher, dass Sie Ihren Ernährungsbedürfnissen und Vorlieben entsprechen.

2. Nutzen für die Gesundheit: Selbstgemachte Mahlzeiten sind oft gesünder als Gerichte im Restaurant oder zum Mitnehmen. Durch die Auswahl frischer, gesunder Zutaten und die Minimierung der Verwendung verarbeiteter Lebensmittel können Essenszubereiter die Aufnahme von zugesetztem Zucker, ungesunden Fetten und überschüssigem Natrium reduzieren.

3. Portionsverwaltung: Portionskontrolle ist für die Gewichtskontrolle und die allgemeine Gesundheit von entscheidender Bedeutung. Die Essenszubereitung fördert das Portionsbewusstsein und hilft, übermäßiges Essen zu verhindern, indem die Mahlzeiten vorab portioniert werden.

4. Kosteneinsparungen: Mahlzeiten zu Hause zuzubereiten ist in der Regel kostengünstiger als auswärts zu essen oder Lieferungen zu bestellen. Es ermöglicht Einzelpersonen, ihr Lebensmittelbudget zu erweitern und gleichzeitig nahrhafte und sättigende Mahlzeiten zu genießen.

5. Qualitätszeit: Die Essenszubereitung kann ein verbindendes Erlebnis für Familien oder Freunde sein. Gemeinsames Kochen fördert das Gemeinschaftsgefühl, fördert die Kommunikation und bietet die Möglichkeit, kulturelle Traditionen und Kochkünste auszutauschen.

6. Anpassung: Bei der Zubereitung der Mahlzeiten werden diätetische Einschränkungen und Vorlieben berücksichtigt. Es ist eine ideale Möglichkeit, Mahlzeiten an Menschen mit Allergien, Unverträglichkeiten oder besonderen Ernährungsbedürfnissen anzupassen.

Effektive Techniken zur Essenszubereitung:

1. Menüplanung: Beginnen Sie mit einem gut durchdachten Speiseplan, der eine Vielzahl von Lebensmitteln aus verschiedenen Lebensmittelgruppen umfasst. Ein ausgewogenes Menü sorgt für eine große Vielfalt an Nährstoffen und Aromen in Ihrer Ernährung.

2. Batch-Kochen: Kochen Sie größere Mengen an Lebensmitteln und portionieren Sie diese für mehrere Mahlzeiten. Das spart Zeit und ermöglicht Ihnen, an arbeitsreichen Tagen fertige Mahlzeiten zu sich zu nehmen.

3. Zutaten vorbereiten: Waschen, hacken und lagern Sie Gemüse, Obst und andere Zutaten im Voraus. Dies rationalisiert den Kochvorgang und fördert gesundes Naschen.

4. Verwendung von Gewürzen: Experimentieren Sie mit Kräutern, Gewürzen und gesunden Gewürzen, um Geschmack ohne überschüssiges Salz oder ungesunde Fette hinzuzufügen.

5. Kochmethoden: Entscheiden Sie sich für gesündere Kochmethoden wie Backen, Braten, Dämpfen, Grillen oder Sautieren statt Frittieren. Diese Methoden bewahren mehr Nährstoffe und reduzieren die Zugabe von Fetten.

6. Intelligente Speicherung: Investieren Sie in luftdichte Behälter und portionierte Optionen zur Aufbewahrung zubereiteter Mahlzeiten. Beschriften und datieren Sie Behälter, um die Frische zu verfolgen.

7. Wöchentliche Vorbereitungssitzungen: Nehmen Sie sich jede Woche Zeit für die Zubereitung Ihrer Mahlzeiten. Diese Routine trägt dazu bei, die ganze Woche über eine gleichmäßige Versorgung mit nahrhaften Mahlzeiten sicherzustellen.

KAPITEL 4: LEBENSMITTEL, DIE DIE
Schilddrüse stärken

Jodreiche Lebensmittel

Jod, ein Spurenelement, das in täglichen Ernährungsdiskussionen oft übersehen wird, spielt eine entscheidende Rolle für die ordnungsgemäße Funktion der Schilddrüse, einem kleinen, aber feinen Organ mit enormen Auswirkungen auf die allgemeine Gesundheit. Die Schilddrüse ist auf Jod angewiesen, um die Schilddrüsenhormone Thyroxin (T4) und Trijodthyronin (T3) zu synthetisieren, die für die Regulierung des Stoffwechsels und die Steuerung einer Vielzahl physiologischer Prozesse unverzichtbar sind. Das Verständnis der Bedeutung jodreicher Lebensmittel in der Ernährung ist der Schlüssel zur Unterstützung einer optimalen Schilddrüsenfunktion und des allgemeinen Wohlbefindens.

1. Meeresfrüchte: Das reichlich vorhandene Jodreservoir der Natur

Eine der wirksamsten natürlichen Jodquellen befindet sich unter der Meeresoberfläche. Meeresfrüchte, die eine große Artenvielfalt umfassen, dienen als reichliches Jodreservoir. Sorten wie Kabeljau, Thunfisch, Garnelen, Lachs, Schellfisch und Sardinen liefern reichlich Jod für die menschliche Ernährung. Es ist erwähnenswert, dass Fische aus Meeresgewässern im Vergleich zu Süßwasserfischen tendenziell einen höheren Jodgehalt aufweisen, was die Bedeutung von Meeresfrüchten für die Aufrechterhaltung der Jodversorgung unterstreicht.

2. Algen und Seetang: Nährstoffreiche Jod-Kraftpakete

Im Bereich der jodreichen Lebensmittel stehen Algen und Seetang im Mittelpunkt. Diese Meerespflanzen sind außergewöhnlich reich an Jod und haben in vielen asiatischen Küchen einen hohen Stellenwert. Ob als Verzierung von Sushi-Rollen oder als Bereicherung für herzhafte Brühen: Algenarten wie Nori, Wakame und Kombu verleihen einen einzigartigen Geschmack und liefern gleichzeitig reichlich Jod. Aufgrund ihres enormen Jodgehalts ist jedoch ein mäßiger Verzehr unerlässlich, um eine übermäßige Jodaufnahme zu vermeiden, die zu einer Funktionsstörung der Schilddrüse führen kann.

3. Stiller Beitrag von Dairy

Milchprodukte, ein Grundpfeiler der westlichen Ernährung, tragen häufig zur Jodaufnahme bei. Milch, Joghurt und Käse können Jodquellen sein, da das Element gelegentlich zum Reinigen von Melkgeräten verwendet wird. Auch wenn der Jodgehalt von Milchprodukten schwankt, unterstreicht dies die potenzielle Rolle dieser Lebensmittel bei der Erhaltung der Schilddrüsengesundheit.

4. Jodsalz: Eine weit verbreitete vorbeugende Maßnahme

Jodiertes Speisesalz, ein Grundnahrungsmittel in vielen Haushalten, stellt eine weit verbreitete Maßnahme im Bereich der öffentlichen Gesundheit dar. Dem Salz wird absichtlich Jod zugesetzt, um Jodmangel zu lindern, der in Regionen mit jodarmen Böden ein großes Problem darstellt. Die

Verwendung von Jodsalz beim Kochen und Würzen ist eine einfache und wirksame Möglichkeit, die Jodaufnahme zu steigern und dadurch die Schilddrüsenfunktion zu stärken.

5. Der subtile Beitrag von Eiern

Eier, bescheiden und doch vielseitig, können ebenfalls zur Jodaufnahme beitragen. Insbesondere Eier von Hühnern, die mit jodhaltigem Futter gefüttert wurden, stellen eine Quelle für dieses essentielle Element dar, was die vielfältigen Nahrungswege, über die Jod aufgenommen werden kann, noch weiter unterstreicht.

6. Das jodreiche Gemüsebeet

Einige Gemüsesorten wie Kartoffeln, Spinat und bestimmte Bohnensorten enthalten Jod, wenn auch in unterschiedlichen Mengen. Der Jodgehalt von Gemüse hängt weitgehend vom Jodgehalt im Boden ab, in dem es angebaut wird. Obwohl diese Gemüsesorten möglicherweise keine primären Jodquellen sind, spielen sie eine Rolle bei der Ergänzung der gesamten Jodaufnahme.

Ein ausgewogener Ansatz und Warnhinweise

Eine ausgewogene Jodzufuhr ist von entscheidender Bedeutung, da ein übermäßiger Verzehr ebenso schädlich sein kann wie ein Mangel. Übermäßiger Jodkonsum kann zu einer Funktionsstörung der Schilddrüse führen und bereits bestehende Schilddrüsenerkrankungen verschlimmern. Daher ist es unerlässlich, eine harmonische Jodzufuhr zu etablieren, die sich an den individuellen Bedürfnissen orientiert.

Selenquellen

Selen, ein Spurenelement, das oft von seinen prominenteren Gegenstücken in den Schatten gestellt wird, ist dennoch ein lebenswichtiger Nährstoff mit erheblichen Auswirkungen auf die menschliche Gesundheit. Selen ist ein wesentlicher Bestandteil von Selenoproteinen, die eine entscheidende Rolle bei verschiedenen physiologischen Prozessen spielen, darunter der antioxidativen Abwehr, der Immunfunktion und dem Schilddrüsenhormonstoffwechsel. Hier befassen wir uns mit den Quellen von Selen und beleuchten seinen ernährungsphysiologischen Ursprung und seine Bedeutung.

1. Meeresfrüchte: Ocean's Bounty of Selenium

Die üppigen Tiefen des Ozeans beherbergen einige der reichsten Selenquellen. Meeresfrüchte, insbesondere Fisch und Schalentiere, sind für ihren Selengehalt bekannt. Sorten wie Thunfisch, Heilbutt, Sardinen, Garnelen und Lachs sind hervorragende Quellen für dieses Spurenelement. Selenreicher Fisch ist ein doppelter Segen, denn er liefert nicht nur Selen, sondern auch herzgesunde Omega-3-Fettsäuren.

2. Fleisch und Geflügel: Ein Selenoprotein-Fest

Fleisch, einschließlich Rind-, Lamm- und Schweinefleisch, sowie Geflügel wie Huhn und Pute gelten als wichtige Selenquellen. Diese tierischen Produkte sind nicht nur reich an Selen, sondern tragen auch zur gesamten Proteinaufnahme bei. Aufgrund des Gehalts an gesättigten

Fettsäuren in einigen Fleischsorten ist es jedoch wichtig, magerem Fleisch den Vorzug zu geben und einen übermäßigen Verzehr zu vermeiden.

3. Milchprodukte: Ein versteckter Selen-Cache

Milchliebhaber werden erfreut sein zu erfahren, dass Milch und Milchprodukte die Selenaufnahme still und leise steigern können. Selen gelangt über das Futter milchproduzierender Tiere in diese Produkte. Milch, Joghurt und Käse bieten in Maßen ein Dreifaches an essentiellen Nährstoffen: Kalzium, Protein und Selen.

4. Eier: Das nährstoffreiche Paket der Natur

Eier, diese kulinarischen Chamäleons, dienen als vielseitige Selenquelle. Sie liefern nicht nur Selen, sondern auch eine Reihe von Nährstoffen, darunter Proteine, Vitamine und Mineralien. Der Selengehalt kann je nach Ernährung der Legehennen variieren, wobei mit Selen angereichertes Futter zu einem höheren Selengehalt in den Eiern führt.

5. Nüsse und Samen: Selen in jedem Crunch

Nüsse und Samen verleihen der Ernährung eine köstliche Knusprigkeit und liefern gleichzeitig Selen. Besonders hervorzuheben sind Paranüsse, die als eine der reichsten Selenquellen gelten. Nur wenige Paranüsse können den täglichen Bedarf an Selen decken. Darüber hinaus enthalten auch Sonnenblumenkerne, Walnüsse und Mandeln Selen in unterschiedlichen Mengen, was sie zu einer wertvollen Ergänzung einer ausgewogenen Ernährung macht.

6. Vollkorn: Nährstoffreiche Selenlieferanten

Vollkornprodukte wie Weizen, Reis und Hafer liefern nicht nur Ballaststoffe, sondern auch geringe Mengen Selen. Der Verzehr verschiedener Vollkornprodukte trägt zur Gesamtaufnahme von Selen bei und unterstützt eine ausgewogene Ernährung.

7. Obst und Gemüse: Bescheidene Selen-Beiträge

Obwohl Obst und Gemüse im Vergleich zu tierischen Produkten und Nüssen im Allgemeinen weniger Selen enthalten, spielen sie dennoch eine Rolle bei der gesamten Selenaufnahme. Der Verzehr einer vielfältigen Auswahl an Obst und Gemüse sorgt für eine ausgewogene Ernährung und trägt zur Selenaufnahme bei.

Selenpräparate: Ein Warnhinweis

Während die Gewinnung von Selen aus natürlichen Nahrungsquellen im Allgemeinen sicher ist, sollten Selenpräparate mit Vorsicht angegangen werden. Eine übermäßige Selenaufnahme kann zu Toxizität und gesundheitsschädlichen Auswirkungen führen. Es ist ratsam, einen Arzt zu konsultieren, bevor Sie eine Selenergänzung in Betracht ziehen.

Zink und Eisen für die Gesundheit der Schilddrüse

1. Zink: Der stille Verbündete der Schilddrüse

Zink ist ein Spurenelement, das bei der Schilddrüsengesundheit oft im Verborgenen wirkt. Es trägt auf mehrere entscheidende Arten zur Schilddrüsenfunktion bei:

Enzymaktivität: Zink ist ein Cofaktor für Enzyme, die an der Synthese von Schilddrüsenhormonen beteiligt sind. Diese Enzyme spielen eine zentrale Rolle bei der Umwandlung des inaktiven Schilddrüsenhormons Thyroxin (T4) in die aktive Form, Trijodthyronin (T3).

Immunfunktion: Zink ist für ein gut funktionierendes Immunsystem unerlässlich. Da bei autoimmunen Schilddrüsenerkrankungen wie der Hashimoto-Thyreoiditis und der Basedow-Krankheit das Immunsystem die Schilddrüse angreift, ist die Aufrechterhaltung einer optimalen Immunfunktion von entscheidender Bedeutung.

Antioxidative Abwehr: Zink ist ein Bestandteil antioxidativer Enzyme, die dabei helfen, Schilddrüsenzellen vor oxidativen Schäden zu schützen. Dies ist besonders wichtig angesichts der hohen Stoffwechselaktivität und Anfälligkeit der Schilddrüse für oxidativen Stress.

2. Eisen: Fördert die Produktion von Schilddrüsenhormonen

Eisen, ein weiteres lebenswichtiges Spurenelement, spielt eine direktere Rolle bei der Produktion von Schilddrüsenhormonen:

Hämoglobinsynthese: Eisen ist ein grundlegender Bestandteil von Hämoglobin, dem Protein in den roten Blutkörperchen, das für den Sauerstofftransport durch den Körper verantwortlich ist. Eine ausreichende Sauerstoffversorgung ist für die Stoffwechselaktivitäten der Schilddrüse unerlässlich.

Schilddrüsenhormonsynthese: Eisen wird für die Synthese von Schilddrüsenperoxidase benötigt, einem Enzym, das für den Einbau von Jod in Schilddrüsenhormone entscheidend ist. Ohne ausreichend Eisen kann dieser wichtige Schritt der Schilddrüsenhormonproduktion beeinträchtigt sein.

Balanceakt: Sicherstellung einer ausreichenden Zink- und Eisenaufnahme

Während Zink und Eisen für die Gesundheit der Schilddrüse von entscheidender Bedeutung sind, ist es wichtig, ein Gleichgewicht zu finden. Eine übermäßige Aufnahme dieser Spurenelemente kann zu gesundheitsschädlichen Auswirkungen führen. Umgekehrt können sich Mängel negativ auf die Schilddrüsenfunktion auswirken. So stellen Sie einen ausgewogenen Ansatz sicher:

Nahrungsquellen: Zu den zinkreichen Lebensmitteln gehören Austern, Rindfleisch, Huhn, Nüsse und Vollkornprodukte. Eisen kann aus rotem Fleisch, Geflügel, Fisch, Hülsenfrüchten und angereichertem Getreide gewonnen werden. Der Verzehr einer abwechslungsreichen Ernährung, die diese Lebensmittel umfasst, kann dazu beitragen, den Zink- und Eisenbedarf zu decken.

Ergänzung: Bei bestätigtem Zink- oder Eisenmangel kann ein Arzt Nahrungsergänzungsmittel empfehlen. Von einer Selbstergänzung ohne entsprechende Beurteilung wird jedoch abgeraten, da eine übermäßige Einnahme zu Ungleichgewichten und Nebenwirkungen führen kann.

Bioverfügbarkeit: Die Fähigkeit des Körpers, Zink und Eisen aus der Nahrung aufzunehmen, ist unterschiedlich. Der Verzehr von Lebensmitteln, die reich an Vitamin C sind, zusammen mit eisenreichen Lebensmitteln kann die Eisenaufnahme verbessern. Bei Zink können Phytate, die in einigen pflanzlichen Lebensmitteln enthalten sind, die Absorption hemmen, daher ist eine Diversifizierung der Nahrungsquellen wichtig.

Medizinische Beurteilung: Bei Verdacht auf eine Schilddrüsenfunktionsstörung wenden Sie sich für eine umfassende Untersuchung an einen Arzt. Schilddrüsenerkrankungen erfordern oft eine medizinische Behandlung und die Behandlung von Nährstoffmängeln ist nur ein Aspekt eines ganzheitlichen Behandlungsansatzes.

Ballaststoffe und Darmgesundheit

Der Zusammenhang zwischen Ballaststoffen und der Darmgesundheit ist dynamisch und wichtig und beeinflusst nicht nur das Wohlbefinden des Verdauungssystems, sondern auch die allgemeine Gesundheit und die Krankheitsprävention. Ballaststoffe, die oft wegen ihrer verdauungsfördernden Wirkung gefeiert werden, sind komplexe Kohlenhydrate, die der Verdauung im Dünndarm widerstehen und relativ unversehrt in den Dickdarm gelangen. Hier untersuchen wir den tiefgreifenden Einfluss von Ballaststoffen auf die Darmgesundheit und ihre umfassenderen Auswirkungen auf den Körper:

1. Darmgesundheit und das Mikrobiom: Eine symbiotische Beziehung

Der Darm beherbergt Billionen von Mikroorganismen, die zusammen als Darmmikrobiom bezeichnet werden. Dieses vielfältige Ökosystem aus Bakterien, Viren, Pilzen und anderen Mikroorganismen spielt eine entscheidende Rolle bei der Verdauung, der Nährstoffaufnahme, der Immunfunktion und sogar der psychischen Gesundheit. Ballaststoffe wirken als Präbiotikum und versorgen nützliche Darmbakterien mit Nährstoffen, damit sie gedeihen und wichtige Funktionen erfüllen können.

2. Regelmäßigkeit des Darms: Die verdauungsfördernde Zugabe von Ballaststoffen

Die vielleicht bekannteste Rolle von Ballaststoffen ist ihre Fähigkeit, einen regelmäßigen Stuhlgang zu fördern. Unlösliche Ballaststoffe, die in Lebensmitteln wie Vollkornprodukten und Gemüse enthalten sind, verleihen dem Stuhl mehr Volumen und unterstützen ihn bei der Bewegung durch den Darm. Lösliche Ballaststoffe, die in Lebensmitteln wie Hafer und Hülsenfrüchten reichlich vorhanden sind, absorbieren Wasser und bilden eine gelartige Substanz, die den Stuhl weicher macht und ihn leichter passieren lässt. Diese Regelmäßigkeit ist der Schlüssel zur Vorbeugung von Verstopfung und zur Erhaltung der Darmgesundheit.

3. Reduziertes Risiko von Verdauungsstörungen: Der Schutzschild der Ballaststoffe

Eine ballaststoffreiche Ernährung ist mit einem geringeren Risiko für verschiedene Verdauungsstörungen verbunden, darunter:

Divertikulose: Eine ausreichende Ballaststoffzufuhr kann die Bildung von Divertikeln (kleinen Beuteln im Dickdarm) verhindern und das Risiko einer Divertikulose verringern.

Gastroösophageale Refluxkrankheit (GERD): Eine ballaststoffreiche Ernährung kann helfen, die Symptome von GERD zu lindern, indem sie eine gesunde Verdauung fördert und das Risiko einer Reizung der Speiseröhre verringert.

Entzündliche Darmerkrankung (IBD): Einige Formen löslicher Ballaststoffe können bei Personen mit IBD zur Linderung der Symptome beitragen, indem sie eine beruhigende Wirkung auf die Darmschleimhaut haben.

4. Blutzuckerkontrolle: Der glykämische Wächter der Ballaststoffe

Ballaststoffe können die Aufnahme von Zucker verlangsamen und so zur Regulierung des Blutzuckerspiegels beitragen. Dies ist besonders wichtig für Menschen mit Diabetes, da es dabei helfen kann, den Blutzuckerspiegel zu kontrollieren und Insulinspitzen nach den Mahlzeiten zu reduzieren.

5. Gewichtsmanagement: Das Sättigungssignal der Ballaststoffe

Ballaststoffreiche Lebensmittel wirken sättigend, fördern das Sättigungsgefühl und reduzieren die Gesamtkalorienaufnahme. Dies kann bei der Gewichtskontrolle helfen, indem es übermäßiges Essen verhindert und gesunde Essgewohnheiten unterstützt.

6. Herzgesundheit: Fibers Cholesterin-Kreuzzug

Bestimmte Arten löslicher Ballaststoffe, wie zum Beispiel Beta-Glucane, die in Hafer und Gerste vorkommen, können dazu beitragen, den LDL-Cholesterinspiegel („schlechtes" Cholesterin) zu senken. Dies wiederum verringert das Risiko einer Herzerkrankung.

7. Krebsprävention: Die Schutzwaffe der Faser

Eine ballaststoffreiche Ernährung, insbesondere eine mit Vollkornprodukten, Gemüse und Obst, ist mit einem geringeren Risiko für Darmkrebs verbunden. Die Fähigkeit der Ballaststoffe, den regelmäßigen Stuhlgang zu fördern und Entzündungen im Darm zu reduzieren, kann zu dieser Schutzwirkung beitragen.

Ballaststoffaufnahme ausgleichen: Ein ganzheitlicher Ansatz

Obwohl die Vorteile von Ballaststoffen für die Darmgesundheit und das allgemeine Wohlbefinden offensichtlich sind, ist es wichtig, bei der Ballaststoffaufnahme auf ein Gleichgewicht zu achten. Der zu schnelle Verzehr von zu vielen Ballaststoffen kann zu Verdauungsbeschwerden wie Blähungen und Blähungen führen. Um das richtige Gleichgewicht zu erreichen, ist es wichtig, die Ballaststoffaufnahme schrittweise zu erhöhen, ausreichend Flüssigkeit zu sich zu nehmen und eine Vielzahl ballaststoffreicher Lebensmittel auszuwählen.

Antioxidantien und Entzündungen

Antioxidantien und Entzündungen sind zwei miteinander verknüpfte Konzepte, die für die menschliche Gesundheit von größter Bedeutung sind. Wenn man ihre Beziehung versteht, offenbart sich ein dynamisches Zusammenspiel, das tiefgreifende Auswirkungen auf unser Wohlbefinden hat. Hier untersuchen wir die Rolle von Antioxidantien bei der Linderung von Entzündungen und ihren kollektiven Beitrag zu unserer Gesundheit:

1. Antioxidantien: Die Verteidiger gegen oxidativen Stress

Antioxidantien sind eine vielfältige Gruppe von Verbindungen, darunter Vitamine (z. B. Vitamin C und Vitamin E), Mineralien (z. B. Selen) und sekundäre Pflanzenstoffe (z. B. Flavonoide und Polyphenole), die die bemerkenswerte Fähigkeit besitzen, schädliche Moleküle, sogenannte freie Radikale, zu neutralisieren. Diese freien Radikale entstehen als natürliche Nebenprodukte des Stoffwechsels, können aber auch durch äußere Faktoren wie Umweltverschmutzung und UV-Strahlung entstehen. Wenn freie Radikale zahlreicher sind als Antioxidantien, kommt es zu oxidativem Stress, der Zellen und Gewebe schädigen und zu chronischen Krankheiten beitragen kann.

2. Entzündung: Das zweischneidige Schwert des Körpers

Eine Entzündung ist eine grundlegende Immunantwort, die der Körper einsetzt, um sich vor schädlichen Reizen wie Krankheitserregern und Verletzungen zu schützen. Es ist durch Rötung, Hitze, Schwellung und Schmerzen an der betroffenen Stelle gekennzeichnet. Eine akute Entzündung ist ein kurzlebiger, wohltuender Prozess, der die Heilung des Körpers unterstützt. Allerdings können chronische Entzündungen, die über einen längeren Zeitraum bestehen bleiben, schädlich sein. Es wird mit verschiedenen chronischen Erkrankungen in Verbindung gebracht, darunter Herz-Kreislauf-Erkrankungen, Diabetes und Autoimmunerkrankungen.

3. Der Zusammenhang: Antioxidantien als Entzündungsregulatoren

Antioxidantien spielen durch verschiedene Mechanismen eine entscheidende Rolle bei der Modulation von Entzündungen:

Oxidativen Stress reduzieren: Durch die Neutralisierung freier Radikale tragen Antioxidantien dazu bei, oxidativen Stress zu verhindern, der eine Ursache für chronische Entzündungen ist.

Hemmung der Entzündungssignale: Antioxidantien können entzündliche Signalwege stören und die Produktion entzündungsfördernder Moleküle wie Zytokine und Prostaglandine verringern.

Erhaltung der Endothelfunktion: Antioxidantien tragen dazu bei, die Gesundheit des Endothels, der inneren Auskleidung der Blutgefäße, zu erhalten. Ein gesundes Endothel ist weniger anfällig für Entzündungen und die Entstehung von Gefäßerkrankungen.

4. Nahrungsquellen für Antioxidantien: Ein Nährstoffarsenal

Eine ausgewogene Ernährung, die reich an antioxidantienreichen Lebensmitteln ist, bietet eine natürliche Abwehr gegen Entzündungen und oxidativen Stress. Hier sind einige Nahrungsquellen für Antioxidantien:

Früchte: Beeren, Zitrusfrüchte und Kirschen sind reich an Vitamin C und verschiedenen sekundären Pflanzenstoffen mit antioxidativen Eigenschaften.

Gemüse: Blattgemüse, Süßkartoffeln und Brokkoli stecken voller Antioxidantien, darunter Vitamin A und E, sowie einer Vielzahl von Phytonährstoffen.

Nüsse und Samen: Mandeln, Walnüsse und Leinsamen sind ausgezeichnete Quellen für Vitamin E und gesunde Fette, die entzündungshemmende Eigenschaften haben.

Gewürze: Kurkuma, Ingwer und Zimt enthalten starke entzündungshemmende Verbindungen wie Curcumin und Gingerol.

Tee: Grüner Tee und schwarzer Tee sind reich an Katechinen und Flavonoiden, die eine antioxidative und entzündungshemmende Wirkung haben.

Fetter Fisch: Lachs, Makrele und Forelle sind reich an Omega-3-Fettsäuren, die entzündungshemmende Eigenschaften haben.

Balance erreichen: Ein ganzheitlicher Ansatz

Beim Ausbalancieren von Antioxidantien und beim Umgang mit Entzündungen geht es nicht nur um isolierte Ernährungsentscheidungen; Es ist ein ganzheitlicher Ansatz für die allgemeine Gesundheit. Regelmäßige körperliche Aktivität, Stressbewältigung, ausreichend Schlaf sowie die

Vermeidung von Rauchen und übermäßigem Alkoholkonsum tragen zu einem gesünderen Lebensstil und einer Verringerung von Entzündungen bei.

Kropferzeugende Lebensmittel

Kropferzeugende Lebensmittel sind eine Gruppe natürlich vorkommender Verbindungen, die in bestimmten Lebensmitteln vorkommen und das Potenzial haben, die Schilddrüsenfunktion zu beeinträchtigen, indem sie die Aufnahme von Jod hemmen oder die Produktion von Schilddrüsenhormonen beeinträchtigen. Obwohl hinsichtlich dieser Lebensmittel gewisse Bedenken bestehen, ist es wichtig, ihre Auswirkungen und ihren Zusammenhang mit der Schilddrüsengesundheit zu verstehen.

Arten von kroatischen Verbindungen:

➢ Isothiocyanate: Diese Verbindungen kommen in Kreuzblütlern wie Brokkoli, Kohl, Blumenkohl, Grünkohl und Rosenkohl vor. Wenn sie in großen Mengen verzehrt werden, können sie die Fähigkeit der Schilddrüse beeinträchtigen, Jod aufzunehmen, das für die Produktion von Schilddrüsenhormonen unerlässlich ist.

➢ Thiocyanate: Diese Verbindungen sind in Lebensmitteln wie Maniok, Hirse und Sojabohnen enthalten. Sie können die Jodaufnahme durch die Schilddrüse stören und zu einer Funktionsstörung der Schilddrüse beitragen.

➢ Glucosinolate: Dies sind Verbindungen, die in Kreuzblütlern und einigen anderen Pflanzen vorkommen. Sie können in kropfbildende Verbindungen umgewandelt werden, wenn das Gemüse gehackt, gekaut oder verdaut wird.

Die Auswirkungen auf die Schilddrüsenfunktion:

Die Wirkung kropferzeugender Lebensmittel auf die Schilddrüsenfunktion kann je nach Faktoren wie der individuellen Jodaufnahme, der gesamten Ernährung und den Kochmethoden variieren. Hier ist ein detaillierterer Blick auf ihre Auswirkungen:

➢ Jodspiegel: In Regionen mit ausreichend Jod in der Nahrung stellt der Verzehr mäßiger Mengen kropferzeugender Lebensmittel im Allgemeinen kein Problem dar, da ausreichend Jod zur Unterstützung der Schilddrüsenfunktion vorhanden ist. In Gebieten mit geringer Jodaufnahme kann jedoch ein übermäßiger Verzehr von kropferzeugenden Lebensmitteln möglicherweise zu Jodmangel und Schilddrüsenerkrankungen führen.

➢ Kochen und Verarbeiten: Das Kochen, Kochen oder Dämpfen von Kreuzblütlern kann ihre kropferzeugende Wirkung verringern, indem die für die Schilddrüsenstörung verantwortlichen Verbindungen inaktiviert werden. Daher ist es möglich, dieses Gemüse zu genießen, ohne die Schilddrüsenfunktion zu beeinträchtigen.

➢ Individuelle Empfindlichkeit: Nicht jeder reagiert gleichermaßen empfindlich auf Kropferreger. Einige Personen sind möglicherweise anfälliger für ihre Auswirkungen, insbesondere wenn sie bereits an einer Schilddrüsenerkrankung leiden.

Ausbalancierende kropferzeugende Lebensmittel:

Aufgrund der vielen gesundheitlichen Vorteile dieser Lebensmittel, wie z. B. ihres hohen Ballaststoffgehalts, ihrer Vitamine und Antioxidantien, ist eine ausgewogene Ernährung mit kropferzeugenden Lebensmitteln durchaus möglich und oft ratsam. Hier sind einige Tipps:

➤ Abwechslung: Nehmen Sie eine große Auswahl an Lebensmitteln zu sich, um eine ausgewogene Ernährung zu gewährleisten, die kroatische und nicht kroatische Optionen umfasst.

➤ Kochmethoden: Das Kochen oder Dämpfen von Kreuzblütlern kann dazu beitragen, ihre kropfbildende Wirkung zu reduzieren und gleichzeitig ihren Nährwert zu bewahren.

➤ Jodreiche Lebensmittel: Nehmen Sie jodreiche Lebensmittel in Ihre Ernährung auf, um die Schilddrüsenfunktion zu unterstützen. Meeresfrüchte, Milchprodukte und Jodsalz sind gute Jodquellen.

➤ Beratung: Wenn Sie Bedenken hinsichtlich kropferzeugender Lebensmittel haben, wenden Sie sich an einen Gesundheitsdienstleister oder einen registrierten Ernährungsberater, der Ihnen eine individuelle Beratung basierend auf Ihren spezifischen Gesundheits- und Ernährungsbedürfnissen bieten kann.

Soja und Schilddrüsenfunktion

Der Zusammenhang zwischen Sojakonsum und Schilddrüsenfunktion war im Laufe der Jahre ein Diskussionsthema und einige Kontroversen. Soja enthält sogenannte Isoflavone, Phytoöstrogene, die an Östrogenrezeptoren im Körper binden können. Da Schilddrüsenhormone auch mit Östrogenrezeptoren interagieren, wurden Bedenken geäußert, ob der Sojakonsum die Schilddrüsenfunktion beeinträchtigen könnte. Hier ist ein genauerer Blick auf den Zusammenhang zwischen Soja und der Gesundheit der Schilddrüse:

1. Bedenken hinsichtlich Hypothyreose:

➤ Kropfstoffe: Soja enthält Kropfstoffe, Substanzen, die die Jodaufnahme beeinträchtigen und möglicherweise zu Kropf oder Schilddrüsenfunktionsstörungen führen können. Allerdings gelten die kropferzeugenden Wirkungen von Soja im Allgemeinen als mild, insbesondere im Vergleich zu anderen kropferzeugenden Lebensmitteln wie Kreuzblütlern.

➤ Risiko einer Schilddrüsenunterfunktion: Die kropferzeugende Wirkung von Soja ist in erster Linie ein Problem für Personen mit bereits bestehendem Jodmangel oder für Personen, die übermäßig viel Soja konsumieren. In diesen Fällen kann der Sojakonsum zu einer Schilddrüsenunterfunktion beitragen.

2. Jodspiegel:

➤ Jodversorgung: Der Einfluss von Soja auf die Schilddrüsenfunktion hängt weitgehend von der Jodzufuhr ab. In Gebieten mit ausreichend Jod in der Nahrung ist es weniger wahrscheinlich, dass der Verzehr mäßiger Mengen Soja zu Schilddrüsenproblemen führt, da genügend Jod für die Produktion von Schilddrüsenhormonen zur Verfügung steht.

3. Klinische Studien:

➢ Gemischte Ergebnisse: Untersuchungen zu den Auswirkungen von Soja auf die Schilddrüsenfunktion haben zu gemischten Ergebnissen geführt. Einige Studien deuten auf einen möglichen Zusammenhang zwischen einem hohen Sojakonsum und veränderten Schilddrüsenhormonspiegeln hin, während andere keine signifikanten Auswirkungen festgestellt haben.

➢ Soja-Isoflavone: Es ist wichtig zu beachten, dass sich die meisten Studien auf isolierte Soja-Isoflavone oder Soja-Ergänzungsmittel konzentriert haben, die möglicherweise nicht die Wirkung vollständiger Soja-Lebensmittel im Rahmen einer ausgewogenen Ernährung widerspiegeln.

4. Individuelle Variabilität:

➢ Genetische Faktoren: Einige Personen reagieren aufgrund genetischer Faktoren oder zugrunde liegender Schilddrüsenerkrankungen möglicherweise empfindlicher auf die Auswirkungen von Soja auf die Schilddrüsenfunktion.

5. Ausgewogene Ernährung:

➢ Soja als Teil einer ausgewogenen Ernährung: Für die meisten Menschen ist es unwahrscheinlich, dass sich die Aufnahme von Sojalebensmitteln in eine ausgewogene Ernährung negativ auf die Schilddrüsenfunktion auswirkt. Tatsächlich ist Soja eine gute Proteinquelle und enthält verschiedene Nährstoffe und Antioxidantien, die zur allgemeinen Gesundheit beitragen können.

Gluten und Hashimoto-Thyreoiditis

Hashimoto-Thyreoiditis, eine Autoimmunerkrankung der Schilddrüse, ist durch eine Entzündung der Schilddrüse gekennzeichnet, die zu einer Schilddrüsenunterfunktion oder Hypothyreose führt. Während die genauen Ursachen von Hashimoto vielfältig und nicht vollständig geklärt sind, besteht Interesse daran, den möglichen Zusammenhang zwischen Glutenkonsum und der Entwicklung oder Verschlimmerung dieser Erkrankung zu untersuchen. Hier gehen wir näher auf den Zusammenhang zwischen Gluten und Hashimoto-Thyreoiditis ein:

1. Autoimmune Grundlage der Hashimoto-Thyreoiditis:

➢ Bei der Hashimoto-Thyreoiditis handelt es sich um eine Autoimmunerkrankung, bei der das Immunsystem fälschlicherweise die Schilddrüse angreift. Autoimmunerkrankungen haben häufig genetische und umweltbedingte Auslöser.

2. Die Rolle von Gluten:

➢ Gluten ist ein Protein, das in Weizen, Gerste, Roggen und verwandten Getreidearten vorkommt. Bei anfälligen Personen kann der Verzehr von Gluten eine Autoimmunreaktion auslösen.

➢ Einige Untersuchungen deuten auf einen möglichen Zusammenhang zwischen Zöliakie (einer durch Gluten ausgelösten Autoimmunerkrankung) und Autoimmunerkrankungen der Schilddrüse wie Hashimoto hin. Beide Erkrankungen haben eine genetische Veranlagung gemeinsam.

3. Nicht-Zöliakie-Glutensensitivität (NCGS):

➢ Bei einigen Personen treten Symptome im Zusammenhang mit dem Glutenkonsum auf, sie leiden jedoch nicht an Zöliakie. Dieser Zustand wird als nicht-zöliakische Glutensensitivität (NCGS) bezeichnet.

➢ NCGS ist keine Autoimmunerkrankung, aber einige Studien deuten darauf hin, dass es mit einem erhöhten Risiko für Autoimmunerkrankungen, einschließlich Hashimoto-Thyreoiditis, verbunden sein könnte.

4. Gluten und Aktivierung des Immunsystems:

➢ Gluten enthält Gliadin, ein Protein, das bei anfälligen Personen eine Immunantwort auslösen kann.

➢ Diese Immunantwort kann zu Entzündungen in verschiedenen Teilen des Körpers führen und möglicherweise die Schilddrüse bei Menschen beeinträchtigen, die für Autoimmunerkrankungen der Schilddrüse prädisponiert sind.

5. Individuelle Variabilität:

➢ Es ist wichtig zu beachten, dass der Zusammenhang zwischen Gluten und Hashimoto-Thyreoiditis komplex ist und von Person zu Person unterschiedlich ist.

➢ Während einige Menschen mit Hashimoto von einer Verbesserung der Symptome berichten, nachdem sie Gluten aus ihrer Ernährung eliminiert haben, stellen andere keine signifikanten Veränderungen fest.

6. Glutenfreie Ernährung und Hashimoto:

➢ Für Personen mit Hashimoto, die eine Glutenunverträglichkeit vermuten, kann eine glutenfreie Ernährung in Betracht gezogen werden.

➢ Es ist jedoch wichtig, einen Arzt zu konsultieren, bevor Sie wesentliche Ernährungsumstellungen vornehmen, da die Einhaltung einer glutenfreien Diät schwierig sein kann und Auswirkungen auf die Ernährung haben kann.

7. Umfassender Ansatz:

➢ Die Hashimoto-Behandlung umfasst typischerweise eine Schilddrüsenhormonersatztherapie, um die zugrunde liegende Schilddrüsenfunktionsstörung zu behandeln.

➢ Darüber hinaus können Gesundheitsdienstleister im Rahmen eines ganzheitlichen Ansatzes zur Symptombehandlung die Behandlung potenzieller ernährungsbedingter Auslöser oder Empfindlichkeiten in Betracht ziehen.

Zucker und raffinierte Kohlenhydrate

Zucker und raffinierte Kohlenhydrate sind in der modernen Ernährung allgegenwärtig und bieten Süße und Bequemlichkeit, bergen aber auch erhebliche Gesundheitsrisiken. Diese Nahrungsbestandteile liefern zwar schnell Energie, können jedoch bei übermäßigem Verzehr zu einer Reihe von Gesundheitsproblemen führen. Um fundierte Ernährungsentscheidungen treffen zu können, ist es wichtig, die Auswirkungen von Zucker und raffinierten Kohlenhydraten auf unsere Gesundheit zu verstehen.

Zucker: Der Reiz der Süße

Zucker sind einfache Kohlenhydrate, die unseren Speisen und Getränken Süße verleihen. Während natürlich vorkommender Zucker in Früchten und Milchprodukten wichtige Nährstoffe und Ballaststoffe enthält, sind zugesetzte Zucker die Übeltäter für viele Gesundheitsprobleme. Übermäßiger Zuckerkonsum wird mit verschiedenen Gesundheitsproblemen in Verbindung gebracht, darunter:

➤ Fettleibigkeit: Zuckerhaltige Lebensmittel und Getränke sind kalorienreich, sättigen aber oft nicht, was zu einem übermäßigen Kalorienverbrauch führt und zur Gewichtszunahme beiträgt.
➤ Typ-2-Diabetes: Eine hohe Zuckeraufnahme kann zu einer Insulinresistenz führen, einer Vorstufe von Typ-2-Diabetes. Es kann auch zu schnellen Blutzuckerspitzen und -abstürzen führen.
➤ Herzerkrankungen: Eine Ernährung mit hohem Zuckerzusatz ist mit einem erhöhten Risiko für Herzerkrankungen verbunden. Übermäßiger Zuckerkonsum kann zu Bluthochdruck, Entzündungen und ungünstigen Veränderungen der Blutfettprofile führen.
➤ Zahnprobleme: Zucker ist einer der Hauptverursacher von Karies und Karies. Bakterien im Mund ernähren sich von Zucker und produzieren Säuren, die den Zahnschmelz angreifen.
➤ Nichtalkoholische Fettlebererkrankung (NAFLD): Übermäßiger Zuckerkonsum, insbesondere Fruktose, wird mit der Entwicklung von NAFLD in Verbindung gebracht, einer Erkrankung, die durch die Ansammlung von Fett in der Leber gekennzeichnet ist.
➤ Stimmung und psychische Gesundheit: Zuckerkonsum kann zu Stimmungsschwankungen und Energieeinbrüchen führen und die Symptome von Angstzuständen und Depressionen verschlimmern.

Raffinierte Kohlenhydrate: Die abgespeckten Kohlenhydrate

Raffinierte Kohlenhydrate, die häufig in verarbeiteten Lebensmitteln vorkommen, sind Körner, denen Kleie und Keime entzogen wurden und nur das stärkehaltige Endosperm zurückbleibt. Durch diesen Prozess werden wichtige Nährstoffe und Ballaststoffe entfernt, wodurch Kohlenhydrate entstehen, die schnell verdaut und absorbiert werden. Zu den gesundheitlichen Bedenken im Zusammenhang mit raffinierten Kohlenhydraten gehören:

➤ Blutzuckerspitzen: Raffinierte Kohlenhydrate wie Weißbrot, Nudeln und zuckerhaltiges Getreide können zu schnellen Blutzuckerspitzen führen, was zu einer Insulinresistenz und einem erhöhten Risiko für Typ-2-Diabetes führt.
➤ Gewichtszunahme: Raffinierte Kohlenhydrate sind normalerweise kalorienreich, aber es fehlen ihnen die Ballaststoffe, die das Sättigungsgefühl fördern. Übermäßiger Konsum kann zu Gewichtszunahme und Fettleibigkeit führen.
➤ Entzündungen: Eine Ernährung mit einem hohen Anteil an raffinierten Kohlenhydraten kann Entzündungen fördern, die mit verschiedenen chronischen Krankheiten, einschließlich Herzerkrankungen und Arthritis, einhergehen.

➤ Verdauungsprobleme: Der Mangel an Ballaststoffen in raffinierten Kohlenhydraten kann zu Verdauungsproblemen, einschließlich Verstopfung, führen.

➤ Nährstoffmangel: Der Verzehr raffinierter Kohlenhydrate kann nährstoffreiche Lebensmittel verdrängen und möglicherweise zu Nährstoffmangel führen.

Balanceakt: Informierte Entscheidungen treffen

Während Zucker und raffinierte Kohlenhydrate in Maßen genossen werden können, kann ihr übermäßiger Verzehr schädliche Auswirkungen auf die Gesundheit haben. Um ein Gleichgewicht zu finden, ist es wichtig:

➤ Etiketten lesen: Achten Sie auf versteckten Zucker in verarbeiteten Lebensmitteln und wählen Sie Produkte mit minimalem Zuckerzusatz.

➤ Betonen Sie Vollwertkost: Entscheiden Sie sich für Vollkornprodukte, Obst, Gemüse und Hülsenfrüchte, um komplexe Kohlenhydrate mit wichtigen Nährstoffen und Ballaststoffen zu versorgen.

➤ Begrenzen Sie zuckerhaltige Getränke: Zuckerhaltige Getränke wie Limonaden und Fruchtsäfte sind die Hauptquellen für zugesetzten Zucker. Wählen Sie stattdessen Wasser, Kräutertee oder ungesüßte Getränke.

➤ Üben Sie die Portionskontrolle: Genießen Sie zuckerhaltige Leckereien in Maßen und achten Sie auf die Portionsgrößen.

➤ Zu Hause kochen: Durch die Zubereitung von Mahlzeiten zu Hause können Sie die Zutaten kontrollieren und den Verzehr von verstecktem Zucker und raffinierten Kohlenhydraten reduzieren.

Verarbeitete Lebensmittel und Konservierungsstoffe

Verarbeitete Lebensmittel, ein allgegenwärtiger Bestandteil der modernen Ernährung, sind oft praktisch und zugänglich, haben jedoch einen Vorbehalt. Diese Lebensmittel unterliegen in der Regel verschiedenen Veränderungen, einschließlich der Zugabe von Konservierungsmitteln, die ihren Nährwert beeinträchtigen und gesundheitliche Bedenken hervorrufen können. Um fundierte Ernährungsentscheidungen treffen zu können, ist es wichtig, die Auswirkungen verarbeiteter Lebensmittel und Konservierungsstoffe zu verstehen.

Verarbeitete Lebensmittel: Bequemlichkeit vs. Ernährung

Verarbeitete Lebensmittel umfassen eine breite Palette von Produkten, die gegenüber ihrem natürlichen Zustand verändert wurden. Zu diesen Änderungen können gehören:

➤ Zusatz von Zucker, Salz und ungesunden Fetten: Viele verarbeitete Lebensmittel enthalten übermäßig viel Zucker, Salz und ungesunde Transfette, was zu Problemen wie Fettleibigkeit, Bluthochdruck und Herzerkrankungen führt.

➤ Reduzierter Nährwert: Durch die Verarbeitung werden häufig essentielle Nährstoffe und Ballaststoffe, die in Vollwertkost enthalten sind, entfernt oder verringert. Dies kann dazu führen, dass der Ernährung Vitamine, Mineralien und andere nützliche Verbindungen fehlen.

➢ Erhöhte Kaloriendichte: Verarbeitete Lebensmittel können kalorienreich sein und nicht sättigen, was zu übermäßigem Verzehr und Gewichtszunahme führt.

➢ Zusatzstoffe und Konservierungsstoffe: Verarbeitete Lebensmittel enthalten häufig Zusatzstoffe und Konservierungsstoffe, um die Haltbarkeit zu verlängern und Geschmack und Textur zu verbessern.

Konservierungsstoffe: Verlängern die Haltbarkeit und werfen Fragen auf

Konservierungsstoffe sind Substanzen, die Lebensmitteln zugesetzt werden, um den Verderb, das Bakterienwachstum und die Oxidation zu hemmen. Sie spielen eine entscheidende Rolle bei der Prävention lebensmittelbedingter Krankheiten und der Reduzierung von Lebensmittelverschwendung. Zu den üblichen Konservierungsmitteln gehören Natriumbenzoat, Kaliumsorbat und verschiedene Antioxidantien. Allerdings bestehen Bedenken hinsichtlich der Konservierungsstoffe aufgrund möglicher gesundheitlicher Auswirkungen:

➢ Natriumgehalt: Einige Konservierungsstoffe wie Natriumbenzoat können zu einer erhöhten Natriumaufnahme beitragen, wenn sie in verarbeiteten Lebensmitteln mit hohem Natriumgehalt enthalten sind. Eine hohe Natriumaufnahme wird mit Bluthochdruck und Herzerkrankungen in Verbindung gebracht.

➢ Allergien und Empfindlichkeiten: Bei einigen Personen kann es zu allergischen Reaktionen oder Empfindlichkeiten gegenüber bestimmten Konservierungsstoffen kommen, die zu Symptomen wie Nesselsucht, Magen-Darm-Beschwerden oder Atemwegserkrankungen führen können.

➢ Nitrate und Nitrite: Diese Konservierungsstoffe, die häufig in verarbeitetem Fleisch verwendet werden, können Nitrosamine bilden, Verbindungen mit potenziell krebserregenden Eigenschaften, wenn sie hoher Hitze oder sauren Bedingungen ausgesetzt werden.

➢ Stoffwechsel- und neurologische Bedenken: Einige Studien haben Fragen zu den Auswirkungen bestimmter Konservierungsstoffe, wie künstlicher Lebensmittelfarbstoffe und Geschmacksverstärker, auf die Stoffwechsel- und neurologische Gesundheit, insbesondere bei Kindern, aufgeworfen.

Balanceakt: Achtsamer Konsum

Der Verzehr verarbeiteter Lebensmittel mit Konservierungsstoffen ist grundsätzlich nicht problematisch, erfordert jedoch Achtsamkeit. Hier sind einige Überlegungen für einen ausgewogenen Ansatz:

➢ Etiketten lesen: Achten Sie auf die Zutatenlisten und entscheiden Sie sich für Produkte mit weniger Zusatz- und Konservierungsstoffen. Wählen Sie Lebensmittel mit erkennbaren Zutaten.

➢ Begrenzen Sie hochverarbeitete Lebensmittel: Reduzieren Sie den Verzehr von hochverarbeiteten Lebensmitteln, die tendenziell viele ungesunde Zusatzstoffe und einen geringen Nährwert enthalten.

➢ Priorisieren Sie Vollwertkost: Legen Sie in Ihrer Ernährung den Schwerpunkt auf vollwertige, minimal verarbeitete Lebensmittel wie Obst, Gemüse, Vollkornprodukte, mageres Eiweiß und Hülsenfrüchte.

➢ Zu Hause kochen: Wenn Sie Mahlzeiten von Grund auf zubereiten, können Sie die Zutaten kontrollieren und versteckte Konservierungsstoffe vermeiden.

➢ Mäßigung: Genießen Sie im Rahmen einer ausgewogenen Ernährung verarbeitete Lebensmittel und konservierungsmittelhaltige Produkte in Maßen.

➢ Individuelle Empfindlichkeiten: Achten Sie auf persönliche Empfindlichkeiten oder Allergien gegenüber bestimmten Konservierungsmitteln und wählen Sie die Produkte entsprechend aus.

KAPITEL 6. NAHRUNGSERGÄNZUNGSMITTEL UND SCHILDDRÜSENGESUNDHEIT

Vitamin- und Mineralstoffzusätze

1. Jodreiche Lebensmittel:
    - ➢ Meeresfrüchte: Fisch (insbesondere Kabeljau und Thunfisch), Garnelen und Algen (Seetang, Nori usw.).
    - ➢ Milchprodukte: Milch, Joghurt und Käse.
    - ➢ Jodsalz: Wenn Sie Salz verwenden, entscheiden Sie sich für Jodsalz.
2. Selenreiche Lebensmittel:
    - ➢ Paranüsse: Nur ein paar Nüsse können Ihren täglichen Selenbedarf decken.
    - ➢ Fisch: Thunfisch, Heilbutt und Sardinen.
    - ➢ Geflügel: Huhn und Truthahn.
    - ➢ Eier: Besonders das Eigelb.
3. Vitamin-D-Quellen:
    - ➢ Fetter Fisch: Lachs, Makrele und Forelle.
    - ➢ Eigelb: Vor allem, wenn die Hühner im Sonnenlicht aufgezogen werden oder mit mit Vitamin D angereichertem Futter gefüttert werden.
    - ➢ Angereicherte Lebensmittel: Einige Milchprodukte, Orangensaft und Getreide sind mit Vitamin D angereichert.
4. B-Vitamine:
    - ➢ B1 (Thiamin): Schweinefleisch, Vollkornprodukte und Hülsenfrüchte.
    - ➢ B2 (Riboflavin): Milchprodukte, mageres Fleisch und Blattgemüse.
    - ➢ B3 (Niacin): Fleisch, Fisch und Vollkornprodukte.
    - ➢ B6 (Pyridoxin): Geflügel, Fisch, Bananen und Kartoffeln.
    - ➢ B12 (Cobalamin): Tierische Produkte wie Fleisch, Fisch, Milchprodukte und Eier.
5. Eisenquellen:
    - ➢ Mageres Fleisch: Rind, Schwein und Lamm.
    - ➢ Geflügel: Huhn und Truthahn.
    - ➢ Fisch: Thunfisch, Lachs und Sardinen.
    - ➢ Pflanzlich: Hülsenfrüchte (Bohnen, Linsen), angereichertes Getreide und dunkles Blattgemüse (Spinat, Grünkohl).
6. Zinkreiche Lebensmittel:
    - ➢ Fleisch: Rind, Schwein und Lamm.
    - ➢ Schalentiere: Austern, Krabben und Hummer.
    - ➢ Hülsenfrüchte: Kichererbsen, Linsen und Bohnen.
7. Kupferquellen:
    - ➢ Nüsse: Mandeln, Cashewnüsse und Erdnüsse.

> ➢ Vollkorn: Hafer, Gerste und brauner Reis.
> ➢ Innereien: Leber und Nieren.

8. Vitamin-A-Lebensmittel:
    > ➢ Orangen- und rotes Gemüse: Karotten, Süßkartoffeln und rote Paprika.
    > ➢ Blattgemüse: Spinat, Grünkohl und Grünkohl.
    > ➢ Tierische Produkte: Leber, Eier und Milchprodukte.

9. Magnesiumquellen:
    > ➢ Nüsse und Samen: Mandeln, Kürbiskerne und Sonnenblumenkerne.
    > ➢ Blattgemüse: Spinat, Mangold und Grünkohl.
    > ➢ Vollkorn: Brauner Reis, Quinoa und Vollkorn.

10. Vitamin-E-Lebensmittel:
    > ➢ Nüsse und Samen: Mandeln, Sonnenblumenkerne und Haselnüsse.
    > ➢ Spinat: Auch eine Magnesiumquelle.
    > ➢ Öle: Sonnenblumenöl und Distelöl.

Pflanzliche Nahrungsergänzungsmittel

Pflanzliche Nahrungsergänzungsmittel werden in der Komplementär- und Alternativmedizin häufig zur Unterstützung verschiedener Aspekte der Gesundheit, einschließlich der Schilddrüsenfunktion, eingesetzt. Es ist jedoch wichtig zu beachten, dass die Wirksamkeit und Sicherheit pflanzlicher Nahrungsergänzungsmittel variieren kann und diese mit Vorsicht angewendet werden sollten. Hier sind einige pflanzliche Nahrungsergänzungsmittel, die manchmal für die Gesundheit der Schilddrüse in Betracht gezogen werden, zusammen mit Beispielen:

1. Ashwagandha (Withania somnifera): Ashwagandha ist ein adaptogenes Kraut, das helfen kann, Stress abzubauen und die Schilddrüsenfunktion zu unterstützen. Es ist als Nahrungsergänzungsmittel erhältlich und kann auch als Tee aufgebrüht werden.

2. Blasentang (Fucus vesiculosus): Blasentang ist eine Algenart, die Jod enthält, das für die Gesundheit der Schilddrüse unerlässlich ist. Es ist in Kapseln oder getrockneter Form für Tee erhältlich.

3. Sibirischer Ginseng (Eleutherococcus senticosus): Sibirischer Ginseng ist ein adaptogenes Kraut, das dabei helfen kann, das Energieniveau zu verbessern und Müdigkeit zu reduzieren. Es ist in Ergänzungsform erhältlich.

4. Coleus Forskohlii: Dieses Kraut enthält Forskolin, das die Schilddrüsenfunktion und den Stoffwechsel unterstützen kann. Es ist in Kapseln erhältlich.

5. Bugleweed (Lycopus virginicus): Bugleweed wird manchmal zur Behandlung einer Schilddrüsenüberfunktion eingesetzt, sollte jedoch unter Anleitung eines Arztes angewendet werden. Es kann als Tinktur oder in Teeform eingenommen werden.

6. Zitronenmelisse (Melissa officinalis): Zitronenmelisse wird häufig zur Reduzierung von Angstzuständen und Stress eingesetzt, was sich positiv auf die Gesundheit der

Schilddrüse auswirken kann. Es kann als Tee aufgebrüht oder als Nahrungsergänzungsmittel eingenommen werden.

7. Guggul (Commiphora mukul): Guggul ist ein Kräuterharz, das die Schilddrüsenfunktion unterstützen und den Cholesterinspiegel senken kann. Es ist in Kapseln erhältlich.

8. Kurkuma (Curcuma longa): Kurkuma ist für seine entzündungshemmenden Eigenschaften bekannt und kann helfen, Entzündungen in der Schilddrüse zu reduzieren. Es kann als Ergänzung eingenommen oder beim Kochen verwendet werden.

9. Brennnessel (Urtica dioica): Brennnessel ist ein nährstoffreiches Kraut, das wichtige Mineralien wie Eisen liefern und die allgemeine Gesundheit unterstützen kann. Es ist in Teeform erhältlich.

10. Rhodiola (Rhodiola rosea): Rhodiola ist ein adaptogenes Kraut, das helfen kann, Müdigkeit zu reduzieren und das Energieniveau zu verbessern. Es ist in Ergänzungsform erhältlich.

Tatsächlich ist nicht jeder ein Fan von Kräutern und verträgt sie auch. Daher ist es ratsam, dass Sie Ihren Arzt oder einen qualifizierten Kräuterkundler konsultieren, bevor Sie mit der Einnahme pflanzlicher Nahrungsergänzungsmittel beginnen, wenn es um Schilddrüsenprobleme und die Einnahme von Schilddrüsenmedikamenten geht. Pflanzliche Nahrungsergänzungsmittel können mit Medikamenten interagieren und Nebenwirkungen haben. Darüber hinaus können Qualität und Reinheit pflanzlicher Nahrungsergänzungsmittel variieren. Daher ist es wichtig, seriöse Marken und Produkte zu wählen.

Ihr Arzt kann Ihnen dabei helfen, festzustellen, ob pflanzliche Nahrungsergänzungsmittel für Ihre spezifischen Schilddrüsengesundheitsbedürfnisse geeignet sind, und Ihnen Ratschläge zu Dosierungen und möglichen Wechselwirkungen geben.

Omega-3-Fettsäuren

Omega-3-Fettsäuren sind essentielle Fette, die in verschiedenen Aspekten der Gesundheit eine wichtige Rolle spielen, darunter die Gesundheit des Herzens, die Gehirnfunktion und die Regulierung von Entzündungen. Sie können sich auch positiv auf die Gesundheit der Schilddrüse auswirken. Hier sind einige gängige Quellen und Nahrungsergänzungsmittel für Omega-3-Fettsäuren:

1. Fetter Fisch: Fetter Fisch ist eine ausgezeichnete natürliche Quelle für Omega-3-Fettsäuren. Beispiele beinhalten:
   - Lachs
   - Makrele
   - Sardinen
   - Forelle
   - Hering
   - Sardellen

2. Fischöl-Ergänzungsmittel: Fischöl-Ergänzungsmittel sind weit verbreitet und liefern konzentrierte Omega-3-Fettsäuren. Sie sind in Kapseln oder flüssiger Form erhältlich.

3. Krillöl: Krillöl wird aus winzigen garnelenähnlichen Tieren namens Krill gewonnen und ist eine Alternative zu Fischölergänzungen. Manche Menschen finden es leichter verdaulich.

4. Leinsamen: Leinsamen sind eine pflanzliche Quelle für Omega-3-Fettsäuren. Sie können gemahlene Leinsamen oder Leinöl verwenden. Pflanzliche Quellen liefern jedoch eine andere Art von Omega-3 namens ALA, das der Körper in EPA und DHA (die aktiven Formen, die in Fisch vorkommen) umwandeln muss.

5. Chia-Samen: Chia-Samen sind eine weitere pflanzliche Quelle für Omega-3-Fettsäuren, ähnlich wie Leinsamen. Sie können zu Smoothies, Joghurt oder Haferflocken hinzugefügt werden.

6. Walnüsse: Walnüsse sind Baumnüsse, die Omega-3-Fettsäuren enthalten. Sie eignen sich als gesunder Snack oder als Ergänzung zu Salaten und Haferflocken.

7. Hanfsamen: Hanfsamen sind reich an Omega-3-Fettsäuren und können über Salate gestreut oder Smoothies hinzugefügt werden.

8. Nahrungsergänzungsmittel mit Algenöl: Algenöl wird aus Algen gewonnen und ist eine geeignete Quelle für EPA und DHA für Vegetarier und Veganer.

Probiotika und Darmgesundheit

Beispiele für probiotikareiche Lebensmittel und Tipps zur Unterstützung der Darmgesundheit bei Hypothyreose:

Probiotikareiche Lebensmittel:

- Joghurt: Wählen Sie einfachen, ungesüßten Joghurt mit lebenden aktiven Kulturen. Griechischer Joghurt ist eine gute Option.
- Kefir: Kefir ist ein fermentiertes Milchprodukt, das Joghurt ähnelt und verschiedene probiotische Stämme enthält.
- Sauerkraut: Fermentierter Kohl, der reich an Probiotika ist.
- Kimchi: Ein würziges Gericht aus fermentiertem Kohl, das häufig in der koreanischen Küche zu finden ist.
- Miso: Ein japanisches Gewürz aus fermentierten Sojabohnen.
- Tempeh: Fermentiertes Sojabohnenprodukt mit nussigem Geschmack.
- Pickles: Natürlich fermentierte Pickles, keine mit Essig hergestellten.
- Fermentierter Käse: Bestimmte Käsesorten wie Gouda, Cheddar und Schweizer Käse können Probiotika enthalten.
- Traditionelle Buttermilch: Die kultivierte Buttermilch, nicht die eingedickte Version.

Tipps für die Darmgesundheit bei Hypothyreose:

- Ballaststoffe einschließen: Ballaststoffreiche Lebensmittel wie Obst, Gemüse und Vollkornprodukte fördern einen gesunden Darm, indem sie nützliche Darmbakterien ernähren.

- Zucker einschränken: Übermäßiger Zucker kann sich negativ auf die Darmgesundheit auswirken. Minimieren Sie die Aufnahme von zuckerhaltigen und verarbeiteten Lebensmitteln.

- Präbiotische Lebensmittel: Dies sind Lebensmittel, die Probiotika nähren. Nehmen Sie Lebensmittel wie Knoblauch, Zwiebeln, Lauch und Spargel in Ihre Ernährung auf.

- Hydratisieren: Trinken Sie viel Wasser, um die Verdauung und die allgemeine Darmgesundheit zu unterstützen.

- Vermeiden Sie künstliche Süßstoffe: Einige künstliche Süßstoffe können die Darmbakterien zerstören, daher ist es am besten, ihre Verwendung einzuschränken.

- Vollwertkost: Wählen Sie vollwertige, unverarbeitete Lebensmittel gegenüber stark verarbeiteten Lebensmitteln, um die Darmgesundheit und das allgemeine Wohlbefinden zu unterstützen.

- Regelmäßige Mahlzeiten: Halten Sie einen regelmäßigen Essensplan ein, um den natürlichen Rhythmus Ihres Darms zu unterstützen.

KAPITEL 7. LEBENSSTIL UND HYPOTHYREOIDISMUS

Bewegung und Schilddrüsenfunktion

Bewegung hat erhebliche Auswirkungen auf die Schilddrüsenfunktion, insbesondere bei Personen mit Hypothyreose oder Schilddrüsenerkrankungen. So kann Bewegung die Schilddrüsenfunktion unterstützen:

- Verbesserter Stoffwechsel: Regelmäßige körperliche Aktivität, einschließlich Herz-Kreislauf-Training und Krafttraining, kann dazu beitragen, den Stoffwechsel anzukurbeln. Dies kann besonders für Personen mit Hypothyreose von Vorteil sein, da es dazu beitragen kann, die Gewichtszunahme, ein häufiges Symptom der Erkrankung, zu mildern.
- Gewichtskontrolle: Bewegung kann bei der Gewichtskontrolle helfen, was für Personen mit Hypothyreose von entscheidender Bedeutung ist. Die Aufrechterhaltung eines gesunden Gewichts kann dazu beitragen, einige Symptome zu lindern und das allgemeine Wohlbefinden zu verbessern.
- Stimmung und Energie: Sport setzt Endorphine frei, die die Stimmung verbessern und Müdigkeit und Depressionen bekämpfen können, die oft mit einer Schilddrüsenunterfunktion einhergehen. Es kann für einen natürlichen Energieschub sorgen und Trägheitsgefühle reduzieren.
- Muskelkraft: Hypothyreose kann zu Muskelschwäche führen. Krafttrainingsübungen können dabei helfen, Muskelmasse aufzubauen und die allgemeine Kraft und Ausdauer zu verbessern.
- Herz-Kreislauf-Gesundheit: Regelmäßige Aerobic-Übungen wie Gehen, Joggen oder Schwimmen können die Herz-Kreislauf-Gesundheit verbessern. Hypothyreose kann zu einem erhöhten Cholesterinspiegel beitragen, daher kann Bewegung ein wertvolles Instrument zur Erhaltung der Herzgesundheit sein.
- Stressreduzierung: Chronischer Stress kann sich negativ auf die Schilddrüsenfunktion auswirken. Sport ist eine wirksame Technik zur Stressreduzierung und hilft dabei, die Stressreaktion des Körpers auszugleichen.
- Regulierung von Hormonen: Sport kann helfen, hormonelle Ungleichgewichte im Körper, einschließlich der Schilddrüsenhormone, zu regulieren. Die Auswirkungen können jedoch von Person zu Person unterschiedlich sein.

Empfohlene Übungen bei Hypothyreose

- Gehen: Gehen ist eine der zugänglichsten und effektivsten Trainingsformen. Es hat nur geringe Auswirkungen und eignet sich daher für Personen mit Hypothyreose, insbesondere wenn Sie neu im Sport sind. Beginnen Sie mit kurzen Spaziergängen und steigern Sie nach und nach die Dauer und Intensität.

➤ Schwimmen: Schwimmen ist ein gelenkschonendes Ganzkörpertraining. Es kann helfen, die Herz-Kreislauf-Fitness, Muskelkraft und Flexibilität zu verbessern. Schwimmen kann besonders wohltuend für Menschen sein, die unter Muskelsteifheit leiden.

➤ Yoga: Yoga ist eine ausgezeichnete Wahl für Personen mit Hypothyreose, da es Körperhaltungen, Atemübungen und Entspannungstechniken kombiniert. Es kann helfen, Stress abzubauen, die Flexibilität zu verbessern und das Wohlbefinden zu fördern.

➤ Tai Chi: Tai Chi ist eine sanfte Kampfkunst, die sich auf langsame, fließende Bewegungen und tiefes Atmen konzentriert. Es kann das Gleichgewicht, die Koordination und die Entspannung verbessern und ist daher für Menschen mit Hypothyreose geeignet.

➤ Radfahren: Fahrradfahren, insbesondere in flachem Gelände, kann ein schonendes Herz-Kreislauf-Training sein. Es ist eine gute Option zum Aufbau von Kraft und Ausdauer in den Beinen.

➤ Pilates: Pilates ist eine Übung mit geringer Belastung, die die Rumpfmuskulatur, Flexibilität und Körperwahrnehmung betont. Es kann helfen, die Körperhaltung zu verbessern und das Verletzungsrisiko zu verringern.

➤ Krafttraining: Leichtes bis mittelschweres Krafttraining mit Widerstandsbändern oder leichten Gewichten kann zum Muskelaufbau und zur Steigerung des Stoffwechsels beitragen. Konzentrieren Sie sich auf Ganzkörpertraining und beginnen Sie mit überschaubaren Gewichten.

➤ Dehnung: Regelmäßige Dehnübungen können die Flexibilität verbessern und Muskelverspannungen reduzieren. Integrieren Sie dynamische Dehnübungen vor dem Training und statische Dehnübungen danach.

➤ Atemübungen: Tiefe Atemübungen können helfen, Stress abzubauen und die Lungenkapazität zu verbessern. Techniken wie die Zwerchfellatmung können in Ihren Alltag integriert werden.

➤ Aerobic mit geringer Belastung: Aerobic-Kurse mit geringer Belastung, wie z. B. Wassergymnastik oder Tanz mit geringer Belastung, können kardiovaskuläre Vorteile bringen, ohne die Gelenke übermäßig zu belasten.

Beachten Sie die folgenden Tipps, wenn Sie mit einer Schilddrüsenunterfunktion beginnen oder ein Trainingsprogramm ändern:

❖ Hören Sie auf Ihren Körper: Achten Sie darauf, wie Sie sich während und nach dem Training fühlen. Wenn Sie Müdigkeit oder Unwohlsein verspüren, passen Sie Ihre Intensität oder Dauer entsprechend an.

❖ Aufwärmen und Abkühlen: Planen Sie immer eine Aufwärm- und Abkühlphase ein, um Verletzungen vorzubeugen und die Genesung zu fördern.

- ❖ Bleiben Sie hydriert: Eine ausreichende Flüssigkeitszufuhr ist entscheidend für die allgemeine Gesundheit und die Trainingsleistung.
- ❖ Konstanz ist wichtig: Streben Sie regelmäßiges, konsequentes Training an, auch wenn es nur in kleinen Schritten erfolgt. Konsistenz ist wichtiger als Intensität.

Techniken zur Stressbewältigung

Stressbewältigungstechniken für mehr Wohlbefinden

Stress ist ein unvermeidlicher Teil des Lebens und seine Auswirkungen auf unsere körperliche und geistige Gesundheit können tiefgreifend sein. Chronischer Stress kann verschiedene Gesundheitszustände verschlimmern, einschließlich einer Schilddrüsenunterfunktion. Glücklicherweise gibt es zahlreiche wirksame Techniken zur Stressbewältigung, die Ihnen als Hypothyreose-Patient dabei helfen können, den Stresspegel zu reduzieren, das allgemeine Wohlbefinden zu verbessern und Ihre Erkrankung besser in den Griff zu bekommen.

1. Achtsamkeitsmeditation:

Achtsamkeitsmeditation bedeutet, sich ohne Urteil auf den gegenwärtigen Moment zu konzentrieren. Es hat sich gezeigt, dass diese Praxis Stress reduziert, die Stimmung verbessert und die emotionale Belastbarkeit erhöht. Regelmäßige Meditation kann Menschen mit Hypothyreose helfen, indem sie die Entspannung fördert und den Hormonhaushalt unterstützt.

2. Atemübungen:

Tiefenatmungsübungen wie die Zwerchfellatmung helfen dabei, die Entspannungsreaktion des Körpers zu aktivieren. Durch langsames, tiefes Einatmen und vollständiges Ausatmen können Menschen die physiologische Stressreaktion reduzieren und ein Gefühl der Ruhe fördern.

3. Progressive Muskelentspannung:

Progressive Muskelentspannung ist eine Technik, bei der verschiedene Muskelgruppen im Körper systematisch angespannt und anschließend entspannt werden. Dieser Ansatz kann dazu beitragen, körperliche Spannungen zu lösen und das Stressempfinden zu reduzieren.

4. Yoga:

Yoga kombiniert Körperhaltungen, Atemübungen und Achtsamkeit, um Entspannung zu fördern und Stress abzubauen. Regelmäßige Yoga-Praxis kann die Flexibilität verbessern, Muskelverspannungen reduzieren und das allgemeine Wohlbefinden steigern.

5. Übung:

Regelmäßige körperliche Aktivität wie Gehen, Schwimmen oder Tanzen setzt Endorphine frei – natürliche Stimmungsaufheller. Bewegung reduziert auch Stresshormone und hilft Personen mit Hypothyreose, ein gesundes Gewicht zu halten, was für die Symptombehandlung unerlässlich sein kann.

6. Kognitive Verhaltenstherapie (CBT):

CBT ist ein therapeutischer Ansatz, der Einzelpersonen dabei hilft, negative Denkmuster zu erkennen, zu hinterfragen und durch anpassungsfähigere zu ersetzen. Es kann bei der Reduzierung von Ängsten und Stress wirksam sein.

7. Soziale Unterstützung:

Der Kontakt mit Freunden, Familie oder Selbsthilfegruppen kann emotionale Unterstützung und ein Zugehörigkeitsgefühl vermitteln, das die Auswirkungen von Stress abfedern kann. Der Austausch von Erfahrungen und das Empfangen von Empathie können äußerst therapeutisch sein.

8. Zeitmanagement:

Ein effektives Zeitmanagement kann Stress reduzieren, indem es dem Einzelnen hilft, Aufgaben und Verantwortlichkeiten zu priorisieren. Das Organisieren und Planen täglicher Aktivitäten kann ein Gefühl der Kontrolle schaffen und das Gefühl der Überforderung verringern.

9. Kreative Outlets:

Sich an kreativen Aktivitäten wie Kunst, Musik oder Schreiben zu beteiligen, kann eine kraftvolle Form der Selbstdarstellung und zum Stressabbau sein. Kreative Möglichkeiten ermöglichen es dem Einzelnen, seine Emotionen auf konstruktive Weise zu kanalisieren.

10. Schlafhygiene:

Guter Schlaf ist für die Stressbewältigung unerlässlich. Eine gute Schlafhygiene, wie z. B. die Festlegung eines konsistenten Schlafplans und die Schaffung einer angenehmen Schlafumgebung, kann die Schlafqualität und die allgemeine Stressresistenz verbessern.

11. Ausgewogene Ernährung:

Eine ausgewogene Ernährung versorgt den Körper mit essentiellen Nährstoffen, die für die Stressbewältigung notwendig sind. Lebensmittel, die reich an Antioxidantien, Omega-3-Fettsäuren und B-Vitaminen sind, können die Stressreaktion des Körpers unterstützen.

12. Begrenzung der Stimulanzien:

Die Reduzierung oder Eliminierung von Stimulanzien wie Koffein und Alkohol kann dabei helfen, Stressreaktionen zu regulieren und die Schlafqualität zu verbessern.

Schlaf und Erholung

Schlaf und Erholung sind wesentliche Aspekte des Wohlbefindens und der allgemeinen Gesundheit, insbesondere bei Personen mit Hypothyreose. Im Schlaf durchläuft der Körper wichtige Prozesse der Reparatur, Regeneration und des Hormonhaushalts. Es ist einfach das Mittel, um unser System wieder aufzuladen. Hier befassen wir uns mit der Bedeutung von Schlaf und Erholung bei der Behandlung von Hypothyreose.

1. Hormonelles Gleichgewicht:

Ausreichender Schlaf ist entscheidend für die Regulierung verschiedener Hormone, darunter auch der Schilddrüsenhormone. Der Körper schüttet nachts das Schilddrüsen-stimulierende Hormon (TSH) aus, das die Schilddrüse dazu veranlasst, mehr Schilddrüsenhormone zu produzieren. Gestörte Schlafmuster oder chronischer Schlafmangel können diesen empfindlichen Hormonhaushalt stören.

2. Energiewiederherstellung:

Personen mit Hypothyreose leiden häufig unter Müdigkeit und niedrigem Energieniveau. Guter Schlaf ist für die Wiederherstellung der Energie und die Bekämpfung der Tagesmüdigkeit unerlässlich. Eine gute Nachtruhe kann das Energieniveau erheblich verbessern und die Bewältigung der täglichen Aktivitäten erleichtern.

3. Immunfunktion:

Schlaf spielt eine entscheidende Rolle bei der Aufrechterhaltung eines robusten Immunsystems. Schlechter Schlaf kann die Immunantwort schwächen und Menschen anfälliger für Infektionen und Krankheiten machen. Für Menschen mit Hypothyreose ist die Unterstützung des Immunsystems von entscheidender Bedeutung für die allgemeine Gesundheit.

4. Stressreduzierung:

Ausreichender Schlaf trägt dazu bei, Stress abzubauen und die Widerstandsfähigkeit gegenüber Stressfaktoren zu verbessern. Chronischer Stress kann die Symptome einer Schilddrüsenunterfunktion verschlimmern, daher ist es von Vorteil, Stress durch Schlaf zu bewältigen.

5. Gewichtsmanagement:

Schlaf ist mit der Regulierung des Appetits und dem Stoffwechsel verbunden. Schlechter Schlaf kann diese Prozesse stören und zu einer Gewichtszunahme führen, was bei Menschen mit Hypothyreose ein häufiges Problem darstellt. Guter Schlaf kann die Bemühungen zur Gewichtskontrolle unterstützen.

6. Kognitive Funktion:

Schlaf ist für die kognitive Funktion, die Gedächtniskonsolidierung und die Stimmungsregulierung unerlässlich. Hypothyreose kann manchmal die kognitiven Fähigkeiten beeinträchtigen, daher ist ausreichend erholsamer Schlaf für geistige Klarheit und emotionales Wohlbefinden von entscheidender Bedeutung.

7. Entzündungsreduzierung:

Chronische Entzündungen sind mit verschiedenen Gesundheitszuständen verbunden, darunter auch Schilddrüsenerkrankungen. Schlaf ist einer der körpereigenen Mechanismen zur Reduzierung von Entzündungen. Die Priorisierung des Schlafes kann dabei helfen, das Entzündungsniveau in den Griff zu bekommen.

8. Erholung von körperlicher Aktivität:

Bewegung ist für jemanden mit Hypothyreose von Vorteil, aber eine angemessene Erholung ist ebenso wichtig. Schlaf ermöglicht es dem Körper, Muskelgewebe zu reparieren und aufzubauen, wodurch die Erholung nach dem Training effektiver wird.

Um den Schlaf und die Erholung bei der Behandlung einer Hypothyreose zu verbessern:

- ➤ Halten Sie einen konsistenten Schlafplan ein: Gehen Sie jeden Tag, auch am Wochenende, zur gleichen Zeit ins Bett und stehen Sie auf, um die innere Uhr Ihres Körpers zu regulieren.

➢ Erstellen Sie eine entspannende Schlafenszeitroutine: Machen Sie vor dem Schlafengehen beruhigende Aktivitäten wie Lesen, sanfte Dehnübungen oder Meditation, um Ihrem Körper zu signalisieren, dass es Zeit zum Entspannen ist.

➢ Optimieren Sie Ihre Schlafumgebung: Stellen Sie sicher, dass Ihr Schlafzimmer dunkel, ruhig und kühl ist. Investieren Sie in eine bequeme Matratze und Kissen.

➢ Begrenzen Sie die Bildschirmzeit: Reduzieren Sie die Exposition gegenüber Bildschirmen (Telefone, Computer, Fernseher) vor dem Schlafengehen, da das ausgestrahlte blaue Licht die Melatoninproduktion beeinträchtigen kann, ein Hormon, das den Schlaf reguliert.

➢ Vermeiden Sie Koffein und schwere Mahlzeiten vor dem Schlafengehen: Begrenzen Sie die Koffeinaufnahme nachmittags und abends und vermeiden Sie schwere oder scharfe Mahlzeiten kurz vor dem Schlafengehen.

➢ Bleiben Sie aktiv: Regelmäßige körperliche Aktivität kann die Schlafqualität verbessern, aber vermeiden Sie intensive körperliche Betätigung zu kurz vor dem Schlafengehen.

➢ Stress bewältigen: Verwenden Sie Techniken zur Stressbewältigung, wie die zuvor erwähnten, um den Stresspegel vor dem Schlafengehen zu reduzieren.

➢ Konsultieren Sie einen Arzt: Wenn die Schlafprobleme trotz Änderungen des Lebensstils bestehen bleiben, wenden Sie sich zur weiteren Beurteilung und Beratung an einen Arzt oder Schlafspezialisten.

Vermeidung von Umweltgiften

Wer an einer Schilddrüsenunterfunktion leidet, sollte auf die Vermeidung von Umweltgiften achten, da bestimmte Umweltfaktoren die Schilddrüsenfunktion stören oder bestehende Schilddrüsenerkrankungen verschlimmern können. Hier sind Schritte, die Sie unternehmen können, um die Belastung durch Umweltgifte zu minimieren:

➢ Wasserfiltration: Investieren Sie in ein hochwertiges Wasserfiltrationssystem, um Verunreinigungen wie Chlor, Fluorid und Schwermetalle aus Ihrem Trinkwasser zu entfernen. Diese Substanzen können die Schilddrüsenfunktion beeinträchtigen.

➢ Bio-Lebensmittel: Wählen Sie nach Möglichkeit Bio-Produkte und Bio-, Weide- oder Wildfang-Tierprodukte. Bio-Lebensmittel enthalten weniger Pestizidrückstände und Hormone, die die Gesundheit der Schilddrüse beeinträchtigen können.

➢ Vermeiden Sie Chemikalien mit endokriner Wirkung: Begrenzen Sie den Kontakt mit Chemikalien wie Bisphenol A (BPA), das in einigen Kunststoffen enthalten ist, Phthalaten in Körperpflegeprodukten und Flammschutzmitteln in Möbeln. Diese Verbindungen können den Hormonhaushalt beeinträchtigen.

➢ Luftqualität: Sorgen Sie durch den Einsatz von Luftreinigern und eine ordnungsgemäße Belüftung für eine gute Raumluftqualität. Vermeiden Sie Tabakrauch und minimieren Sie den Kontakt mit Haushaltsreinigern, die schädliche Chemikalien enthalten.

➢ Reduzieren Sie die Lagerung von Plastik: Lagern Sie Lebensmittel und Getränke in Glas- oder Edelstahlbehältern statt in Plastik. Vermeiden Sie das Erhitzen von Plastikbehältern in der Mikrowelle, da dadurch schädliche Chemikalien in Ihre Lebensmittel gelangen können.

➤ Wählen Sie natürliche Reinigungsprodukte: Entscheiden Sie sich für natürliche, ungiftige Reinigungsprodukte. Sie können auch Ihre eigenen Reinigungslösungen mit Zutaten wie Essig und Backpulver herstellen.

➤ Quecksilberbelastung: Seien Sie vorsichtig beim Verzehr von Fisch mit hohem Quecksilbergehalt, wie z. B. Hai, Schwertfisch, Königsmakrele und Kachelfisch. Entscheiden Sie sich für quecksilberarmen Fisch wie Lachs und Sardinen.

➤ Pestizidfreie Gartenarbeit: Wenn Sie einen Garten haben, denken Sie über ökologische Gartenbaumethoden nach und vermeiden Sie den Einsatz synthetischer Pestizide und Herbizide.

➤ Reduzieren Sie elektromagnetische Felder (EMFs): Während der Zusammenhang zwischen EMFs und der Gesundheit der Schilddrüse noch untersucht wird, kann die Reduzierung der Exposition gegenüber übermäßigen EMFs von Geräten wie Mobiltelefonen und WLAN-Routern eine Vorsichtsmaßnahme sein.

➤ Achtsame Kosmetik: Überprüfen Sie die Inhaltsstoffe von Körperpflegeprodukten, einschließlich Kosmetika und Hautpflegeprodukten. Suchen Sie nach Produkten, die frei von Parabenen, Sulfaten und anderen potenziell schädlichen Chemikalien sind.

➤ Hausrenovierungen: Wenn Sie vorhaben, Ihr Haus zu renovieren oder zu streichen, wählen Sie Farben und Lacke mit niedrigem VOC-Gehalt (flüchtige organische Verbindungen) oder VOC-freie Farben und Lacke, um die Luftverschmutzung in Innenräumen zu minimieren.

➤ Regelmäßige Entgiftung: Erwägen Sie regelmäßige Entgiftungsmaßnahmen wie Saunen, um Ihrem Körper dabei zu helfen, angesammelte Giftstoffe auszuscheiden.

➤ Konsultieren Sie einen Gesundheitsdienstleister: Wenn Sie den Verdacht haben, dass Umweltgifte Ihre Schilddrüsengesundheit beeinträchtigen, oder wenn bei Ihnen ungeklärte Symptome auftreten, wenden Sie sich für Beratung und Tests an einen Gesundheitsdienstleister oder Umweltgesundheitsspezialisten.

KAPITEL 8. ÜBERWACHUNG UND ANPASSUNG IHRER ERNÄHRUNG

Regelmäßige Schilddrüsenfunktionstests

Regelmäßige Schilddrüsenfunktionstests sind eine entscheidende Komponente bei der Behandlung einer Hypothyreose und stellen sicher, dass Ihre Behandlung wirksam ist. Mithilfe dieser Tests können Sie den Schilddrüsenhormonspiegel in Ihrem Körper überwachen und Ihrem Arzt die Möglichkeit geben, Ihren Behandlungsplan gegebenenfalls anzupassen. Folgendes müssen Sie über regelmäßige Schilddrüsenfunktionstests wissen:

1. Häufigkeit der Tests: Die Häufigkeit der Schilddrüsenfunktionstests kann je nach Ihrer spezifischen Situation und den Empfehlungen Ihres Arztes unterschiedlich sein. Wenn bei Ihnen zunächst eine Hypothyreose diagnostiziert wird oder wenn Ihre Behandlung angepasst wird, müssen möglicherweise häufigere Tests durchgeführt werden. Typischerweise werden diese Tests zunächst alle 6–12 Wochen durchgeführt. Sobald Ihr Zustand stabil ist und die Dosierung Ihrer Medikamente optimiert ist, sind möglicherweise nur noch jährliche Tests oder die von Ihrem Arzt empfohlenen Tests erforderlich.

2. Schilddrüsenfunktionstests: Es gibt mehrere wichtige Schilddrüsenfunktionstests, die Ihr Arzt zur Beurteilung Ihrer Schilddrüsengesundheit verwenden kann:

- TSH (Schilddrüsenstimulierendes Hormon): Dies ist oft der erste Test, der zur Beurteilung der Schilddrüsenfunktion durchgeführt wird. Hohe TSH-Werte weisen normalerweise auf eine Hypothyreose hin.
- Freies T4 (freies Thyroxin): Dies misst den Spiegel des aktiven Schilddrüsenhormons in Ihrem Blutkreislauf. Es hilft festzustellen, ob Sie die richtige Dosierung von Schilddrüsenmedikamenten erhalten.
- Freies T3 (freies Trijodthyronin): Dieser Test misst den Spiegel eines anderen aktiven Schilddrüsenhormons. Dies geschieht nicht immer routinemäßig, kann aber in manchen Fällen hilfreich sein.

3. Zeitpunkt der Tests: Schilddrüsenfunktionstests werden normalerweise morgens durchgeführt, da der TSH-Wert im Laufe des Tages variieren kann. Aus Gründen der Konsistenz ist es wichtig, diese Tests zur gleichen Tageszeit durchzuführen.

4. Medikamentenanpassungen: Die Ergebnisse Ihrer Schilddrüsenfunktionstests werden Ihrem Arzt bei der Anpassung der Dosierung Ihrer Schilddrüsenmedikamente helfen. Wenn Ihr TSH-Wert zu hoch ist (was ein Hinweis auf eine Unterfunktion Ihrer Schilddrüse ist), muss möglicherweise die Dosierung Ihrer Medikamente erhöht werden. Wenn der TSH-Spiegel zu niedrig ist (was ein Anzeichen dafür ist, dass Ihre Schilddrüse überaktiv ist), muss Ihre Dosierung möglicherweise verringert werden.

5. Symptome und Kommunikation: Es ist ratsam, zwischen den regulären Testterminen alle Änderungen der Symptome oder Bedenken Ihrem Arzt mitzuteilen. Ihre Symptome sind

wertvolle Indikatoren dafür, wie gut Ihre Schilddrüsenbehandlung anschlägt. Anpassungen können erforderlich sein, selbst wenn Ihre Laborergebnisse im Referenzbereich liegen.

6. Lebensstilfaktoren: Achten Sie auf Faktoren Ihres Lebensstils, einschließlich Ernährung, Bewegung und Stressbewältigung, da diese die Schilddrüsenfunktion beeinflussen können. Informieren Sie Ihren Arzt über alle wesentlichen Änderungen Ihres Lebensstils.

7. Compliance: Stellen Sie sicher, dass Sie Ihre Schilddrüsenmedikamente wie verordnet einnehmen. Fehlende Dosen oder eine inkonsistente Einnahme von Medikamenten können Auswirkungen auf Ihren Schilddrüsenhormonspiegel haben.

Ein Ernährungstagebuch führen

Das Führen eines Ernährungstagebuchs ist ein wirkungsvolles Hilfsmittel, insbesondere wenn Sie eine Schilddrüsenunterfunktion behandeln oder eine positive Ernährungsumstellung anstreben. Diese einfache Übung besteht darin, alles aufzuzeichnen, was Sie im Laufe des Tages essen und trinken, und so Einblicke in Ihre Nahrungsaufnahme und Essgewohnheiten zu erhalten. So führen Sie effektiv ein Ernährungstagebuch:

Wählen Sie Ihre Journaling-Methode:

Sie können sich für ein physisches Notizbuch, eine spezielle mobile App oder sogar eine digitale Tabellenkalkulation entscheiden. Wählen Sie eine Methode, die Ihren Vorlieben und Ihrem Lebensstil entspricht.

Detaillierte Aufzeichnung:

Seien Sie bei der Dokumentation Ihrer Mahlzeiten und Getränke sorgfältig. Geben Sie Einzelheiten wie Portionsgrößen und Zubereitungsmethoden an, um einen umfassenden Überblick über Ihre Ernährung zu erhalten.

Konsistenz ist wichtig:

Streben Sie nach Konsistenz in Ihrem Tagebuch. Während die tägliche Verfolgung ideal ist, kann die Aufzeichnung Ihrer Aufnahme an den meisten Tagen der Woche ebenfalls wertvolle Daten liefern.

Zeitpunkt des Verzehrs:

Beachten Sie die Zeiten, zu denen Sie essen und trinken. Dies wird Ihnen helfen, Muster in Ihren Essgewohnheiten aufzudecken, wie z. B. spätabendliches Naschen oder unregelmäßige Essenszeiten.

Zutaten für hausgemachte Gerichte:

Wenn Sie Mahlzeiten zu Hause zubereiten, listen Sie die in den Rezepten verwendeten Zutaten auf. Dieser Detaillierungsgrad kann von entscheidender Bedeutung sein, wenn Sie bestimmte Nährstoffe oder Inhaltsstoffe überwachen, die sich auf die Gesundheit Ihrer Schilddrüse auswirken.

Genaue Portionsgrößen:

Schätzen Sie die Portionsgrößen so genau wie möglich. Verwenden Sie Messbecher, eine Küchenwaage oder visuelle Hinweise (z. B. ein Kartenspiel für Fleischportionen), um die Mengen abzuschätzen.

Snacks einschließen:

Vergessen Sie keine Snacks; Nehmen Sie sie in Ihr Tagebuch auf. Snackgewohnheiten können Ihre Gesamtkalorienaufnahme erheblich beeinflussen.

Ehrlichkeit und Objektivität:

Bleiben Sie beim Tagebuchschreiben ehrlich zu sich selbst. Denken Sie daran, das Ziel ist Selbsterkenntnis, nicht Urteilsvermögen.

Überwachen Sie die Flüssigkeitsaufnahme:

Auch Getränke zählen. Behalten Sie Wasser, Tee, Kaffee und andere Getränke im Auge, da diese Ihre Flüssigkeitszufuhr und Ihre allgemeine Ernährung beeinflussen können.

Symptomverfolgung:

Wenn bei Ihnen Symptome im Zusammenhang mit Ihrer Schilddrüsenerkrankung auftreten, wie etwa Müdigkeit oder Stimmungsschwankungen, notieren Sie diese in Ihrem Tagebuch. Dies kann bei der Identifizierung potenzieller Auslöser hilfreich sein.

Regelmäßige Überprüfung und Reflexion:

Überprüfen Sie Ihr Ernährungstagebuch regelmäßig, um Trends und Bereiche zu erkennen, in denen gesündere Entscheidungen oder Anpassungen getroffen werden können.

Suchen Sie professionelle Beratung:

Wenn Sie eine Schilddrüsenunterfunktion durch eine Diät in den Griff bekommen, sollten Sie darüber nachdenken, Ihr Ernährungstagebuch mit einem registrierten Ernährungsberater oder Gesundheitsdienstleister zu teilen. Sie können basierend auf den Erkenntnissen Ihres Tagebuchs personalisierte Beratung anbieten.

Setzen Sie sich erreichbare Ziele:

Nutzen Sie Ihr Ernährungstagebuch, um realistische Ernährungsziele festzulegen. Zu diesen Zielen können bestimmte Nährstoffziele, Portionskontrolle oder die Reduzierung bestimmter Lebensmittel gehören.

Geduld und Beharrlichkeit:

Veränderung braucht Zeit. Lassen Sie sich nicht durch gelegentliche Fehler oder weniger gesunde Entscheidungen entmutigen. Ihr Ernährungstagebuch ist ein Lerninstrument, das Möglichkeiten für Wachstum und Verbesserung bietet.

Zusammenarbeit mit einem Gesundheitsdienstleister

Die Zusammenarbeit mit einem auf Schilddrüsengesundheit spezialisierten Gesundheitsdienstleister und die Aufrechterhaltung einer offenen Kommunikation sind der Schlüssel zur wirksamen Behandlung einer Hypothyreose. Mit der richtigen medizinischen Beratung, Behandlung und Anpassung des Lebensstils können Sie ein erfülltes und gesundes Leben führen und gleichzeitig Ihre Schilddrüsenerkrankung effektiv behandeln.

Tatsächlich sollten Sie einen sachkundigen Anbieter wählen, der Erfahrung mit Schilddrüsenerkrankungen hat, beispielsweise einen Endokrinologen oder einen Hausarzt mit Fachkenntnissen in der Schilddrüsengesundheit. Stellen Sie eine umfassende Krankengeschichte bereit, einschließlich der Familiengeschichte von Schilddrüsenerkrankungen oder verwandten

Erkrankungen. Diese Informationen können für eine genaue Diagnose und Behandlung von entscheidender Bedeutung sein. Machen Sie Angaben zu allen Symptomen, die bei Ihnen auftreten, wie etwa Müdigkeit, Gewichtsveränderungen, Stimmungsschwankungen und Veränderungen des Energieniveaus. Eine klare Kommunikation hilft Ihrem Anbieter, eine genaue Diagnose zu stellen. Führen Sie die notwendigen diagnostischen Tests durch, beispielsweise Blutuntersuchungen zur Messung der Schilddrüsenhormonspiegel (TSH, T3, T4) und der Schilddrüsenantikörper. Diese Tests helfen dabei, die Art und den Schweregrad Ihrer Schilddrüsenerkrankung zu bestimmen. Befolgen Sie die Behandlungsempfehlungen Ihres Arztes, wenn eine Hypothyreose diagnostiziert wird. Dabei handelt es sich typischerweise um Medikamente wie Levothyroxin, um fehlende Schilddrüsenhormone zu ersetzen. Nehmen Sie Ihre verschriebenen Medikamente konsequent und nach Anweisung ein. Melden Sie etwaige Nebenwirkungen oder Bedenken umgehend Ihrem Arzt. Nehmen Sie an regelmäßigen Nachsorgeterminen teil, wie von Ihrem Arzt empfohlen. Diese Besuche ermöglichen die Überwachung der Schilddrüsenfunktion, die Anpassung der Medikamentendosis bei Bedarf und die Beurteilung Ihres allgemeinen Gesundheitszustands. Wenn Sie Veränderungen Ihrer Symptome oder Ihres allgemeinen Gesundheitszustands bemerken, informieren Sie umgehend Ihren Arzt. Möglicherweise sind Anpassungen der Medikamente oder Behandlungspläne erforderlich. Sprechen Sie mit Ihrem Arzt über Lebensstilfaktoren, die sich auf die Gesundheit der Schilddrüse auswirken können, wie z. B. Ernährung, Bewegung, Stressbewältigung und Schlafgewohnheiten. Sie können Anleitungen für positive Veränderungen geben. Bitten Sie bei Bedarf Ihren Arzt um Überweisungen an Spezialisten wie Ernährungsberater, Endokrinologen oder Psychologen, die Ihnen spezielle Unterstützung bieten können. Übernehmen Sie eine aktive Rolle in Ihrer Gesundheitsversorgung. Stellen Sie Fragen, bitten Sie um Klärung und setzen Sie sich für Ihre Bedürfnisse ein. Ihr Arzt sollte offen sein, Behandlungsoptionen zu besprechen und auf Ihre Bedenken einzugehen. Erfahren Sie mehr über Hypothyreose und Schilddrüsengesundheit. Wissen ermöglicht es Ihnen, fundierte Entscheidungen zu treffen und produktive Diskussionen mit Ihrem Gesundheitsteam zu führen. Verfolgen Sie Ihre Symptome, Medikamentendosierungen und alle Änderungen Ihres Lebensstils in einem Tagebuch oder einer digitalen Gesundheits-App. Dies kann Ihnen und Ihrem Arzt dabei helfen, die Wirksamkeit der Behandlung einzuschätzen. Bleiben Sie über die neuesten Forschungsergebnisse und Entwicklungen im Bereich Schilddrüsengesundheit auf dem Laufenden. Wissen ist ein wertvolles Instrument, um sich für Ihre Gesundheit einzusetzen.

Woche 1:

Tag 1:
- Frühstück: Berry Bliss Smoothie
- Mittagessen: Griechischer Joghurt Perfekt
- Abendessen: Gebackener Tilapia mit Zitronenkräutern und gerösteten Süßkartoffeln
- Snack: Karotte und Hummus

Tag 2:
- Frühstück: Quinoa-Frühstücksschüssel
- Mittagessen: Spinat-Erdbeer-Salat
- Abendessen: Kichererbsen-Gemüse-Pfanne
- Snack: Gemischte Nüsse und Samen

Tag 3:
- Frühstück: Green Power Smoothie
- Mittagessen: Quinoa und Gemüsemischung
- Abendessen: Gebratenes Hähnchen mit Zitronenkräutern und Spargel
- Snack: Apfelscheiben mit Mandelbutter

Tag 4:
- Frühstück: Haferflocken mit Mandeln
- Mittagessen: Gerösteter Rübensalat mit Ziegenkäse
- Abendessen: Putenbrust mit Kräutern und Blumenkohlbrei
- Snack: Hüttenkäse und Ananas

Tag 5:
- Frühstück: Chia-Samen-Pudding
- Mittagessen: Thunfisch- und weißer Bohnensalat
- Abendessen: Veganes Kichererbsen-Süßkartoffel-Curry
- Snack: Hartgekochte Eier

Tag 6:
- Frühstück: Peachy Keen Breakfast Smoothie
- Mittagessen: Gurken- und Tomatensalat
- Abendessen: Gegrillte Hähnchenbrust mit Knoblauch und Kräutern und Quinoa-Salat
- Snack: Grünkohlchips

Tag 7:
- Frühstück: Smoothie Bowl
- Mittagessen: Mit Pilzen und Spinat gefüllte Paprika
- Abendessen: Mit Balsamico glasierte Hähnchenschenkel mit Brokkoli und Preiselbeersalat
- Snack: Gemischter Obstsalat mit Minze und Limette

Tag 8:
- Frühstück: Goldene Milch
- Mittagessen: Avocado- und Kichererbsensalat
- Abendessen: Gebackener Wels mit Pesto und geröstetem Rosenkohl
- Snack: Kokosnuss-Mandel-Energiehäppchen

Tag 9:
- Frühstück: Zitronenwasser
- Mittagessen: Italienische Hochzeitssuppe
- Abendessen: Gegrillte Lammkoteletts mit Rosmarin und Knoblauch und grünen Bohnen
- Snack: Blaubeer-Chia-Samen-Marmelade

Tag 10:
- Frühstück: Kokoswasser
- Mittagessen: Veganes Pilz-Spinat-Risotto
- Abendessen: Cajun-Garnelen-Wurst-Pfanne
- Snack: Schokoladen-Avocado-Mousse

Tag 11:
- Frühstück: Chia-Samen-Pudding
- Mittagessen: Minestrone-Suppe
- Abendessen: Mit Zitronen-Rosmarin gebratene kornische Hühner mit Quinoa und schwarzem Bohnensalat
- Snack: Kokos-Dattelbällchen

Tag 12:
- Frühstück: Ingwer-Kurkuma-Tee
- Mittagessen: Vegane Linsen- und Gemüsesuppe
- Abendessen: Gebratene Putenkeulen mit Knoblauch und Kräutern und klassischen Zoodles
- Snack: Bananen-Haferkekse

Tag 13:
- Frühstück: Avocado-Toast
- Mittagessen: Butternusskürbissuppe
- Abendessen: Gegrillter Schwertfisch mit Mango-Salsa und braunem Reis
- Snack: Mandelbutter und Bananenhäppchen

Tag 14:
- Frühstück: Mit Beeren angereichertes Wasser
- Mittagessen: Marinebohnen-, Knoblauch- und Mangoldsuppe
- Abendessen: Gewürzte Rinderhacksalat-Wraps
- Snack: Gemischte Nüsse und Samen

Tag 15:

- Frühstück: Schokoladen-Erdnussbutter-Genuss
- Mittagessen: Gerösteter Süßkartoffelsalat
- Abendessen: Hummerschwänze mit Zitronen-Knoblauch-Butter, Quinoa und Gemüsemischung
- Snack: Himbeer-Kokos-Eis am Stiel

Tag 16:

- Frühstück: Gemischtes Beerensorbet
- Mittagessen: Mit Quinoa und schwarzen Bohnen gefüllte Paprika
- Abendessen: Gebratenes Rindfleisch und Brokkoli mit Blumenkohl-Reis-Pilaw
- Snack: Erdnussbutter-Protein-Häppchen

Tag 17:

- Frühstück: Apfelscheiben mit Mandelbutter
- Mittagessen: Veganer Auberginen-Parmesan
- Abendessen: Gebratenes Hähnchen mit Zitronenkräutern und geröstetem Rübensalat
- Snack: Grünkohlchips

Tag 18:

- Frühstück: Blaubeer-Chia-Samen-Marmelade
- Mittagessen: Pilz-Gersten-Suppe
- Abendessen: Zitronen-Knoblauch-Garnelen und Spargel mit braunem Reis
- Snack: Kokos-Dattelbällchen

Tag 19:

- Frühstück: Cranberry-Zitrus-Kompott
- Mittagessen: Veganes Blumenkohl-Kichererbsen-Curry
- Abendessen: Mediterrane gefüllte Hähnchenbrust mit Quinoa-Salat
- Snack: Gemischte Nüsse und Samen

Tag 20:

- Frühstück: Quinoa-Frühstücksschüssel
- Mittagessen: Spinat- und weiße Bohnensuppe
- Abendessen: Gebackener Wels nach Cajun-Art mit Spargel
- Snack: Schokoladen-Avocado-Mousse

Tag 21:

- Frühstück: Goldene Milch
- Mittagessen: Gurken-Avocado-Salat
- Abendessen: Gegrillte Hähnchenbrust mit Knoblauch und Kräutern und klassischen Zoodles
- Snack: Mandelbutter und Bananenhäppchen

Tag 22:

- Frühstück: Berry Bliss Smoothie
- Mittagessen: Avocado-Limetten-Dressing
- Abendessen: Garnelennudeln mit Zitronen-Knoblauch-Butter
- Snack: Kokosnuss-Mandel-Energiehäppchen

Tag 23:

- Frühstück: Haferflocken-Keks-Smoothie
- Mittagessen: Zitronen-Tahini-Dressing
- Abendessen: Gegrillte Lammkoteletts mit Rosmarin und Knoblauch und gerösteten Süßkartoffeln
- Snack: Gemischte Nüsse und Samen

Tag 24:

- Frühstück: Goldene Milch
- Mittagessen: Veganes Ratatouille
- Abendessen: Hähnchenschenkel mit Balsamico-Glasur, Quinoa und Gemüsemischung
- Snack: Blaubeer-Chia-Samen-Marmelade

Tag 25:

- Frühstück: Peachy Keen Breakfast Smoothie
- Mittagessen: Pilzbrühe
- Abendessen: Gegrillter Schwertfisch mit Mangosalsa und Blumenkohlbrei
- Snack: Kokos-Dattelbällchen

Tag 26:

- Frühstück: Chia-Samen-Pudding
- Mittagessen: Algen- und Gemüsebrühe
- Abendessen: Gebratenes Hähnchen mit Zitronenkräutern und Quinoa-Salat
- Snack: Mandelbutter und Bananenhäppchen

Tag 27:

- Frühstück: Green Power Smoothie
- Mittagessen: Zitronen-Dill-Sauce
- Abendessen: Gewürzte Rinderhacksalat-Wraps mit gemischtem Beerenwasser
- Snack: Grünkohlchips

Tag 28:

- Frühstück: Quinoa-Frühstücksschüssel
- Mittagessen: Tomaten-Basilikum-Sauce
- Abendessen: Putenbrust mit Kräutern, Brokkoli und Preiselbeersalat
- Snack: Schokoladen-Avocado-Mousse

Tag 29:

- Frühstück: Gemischtes Beerensorbet
- Mittagessen: Rinderknochenbrühe
- Abendessen: Cajun-Garnelen-Wurst-Pfanne mit gerösteten Rosenkohl
- Snack: Erdnussbutter-Protein-Häppchen

Tag 30:

- Frühstück: Apfelscheiben mit Mandelbutter
- Mittagessen: Zitronen-Knoblauch-Butter-Kabeljau
- Abendessen: Veganes Blumenkohl-Kichererbsen-Curry mit braunem Reis
- Snack: Kokos-Dattelbällchen

Tag 31:

- Frühstück: Zitronenwasser
- Mittagessen: Vegane Linsen- und Gemüsesuppe
- Abendessen: Mit Zitronen-Rosmarin gebratene kornische Hühner mit klassischen Zoodles
- Snack: Bananen-Haferkekse

Tag 32:

- Frühstück: Quinoa und Gemüsemischung
- Mittagessen: Koriander-Limetten-Sauce
- Abendessen: Gebratene Putenkeulen mit Knoblauch und Kräutern, Spinat-Erdbeer-Salat
- Snack: Gemischte Nüsse und Samen

Tag 33:

- Frühstück: Chia-Samen-Pudding
- Mittagessen: Schweineknochenbrühe
- Abendessen: Gebackener Tilapia mit Zitronenkräutern und Spargel
- Snack: Kokosnuss-Mandel-Energiehäppchen

Tag 34:

- Frühstück: Smoothie Bowl
- Mittagessen: Tahini-Dressing
- Abendessen: Hummerschwänze mit Zitronen-Knoblauch-Butter und gerösteten Süßkartoffeln
- Snack: Himbeer-Kokos-Eis am Stiel

Tag 35:

- Frühstück: Mit Beeren angereichertes Wasser
- Mittagessen: Mit Pilzen und Spinat gefüllte Paprika
- Abendessen: Mediterrane gefüllte Hähnchenbrust mit Quinoa-Salat
- Snack: Mandelbutter und Bananenhäppchen

Tag 36:

- Frühstück: Berry Bliss Smoothie
- Mittagessen: Zitronen-Tahini-Dressing
- Abendessen: Gegrillter Schwertfisch mit Mango-Salsa und geröstetem Rosenkohl
- Snack: Kokosnuss-Mandel-Energiehäppchen

Tag 37:

- Frühstück: Haferflocken-Keks-Smoothie
- Mittagessen: Veganes Ratatouille
- Abendessen: Hähnchenschenkel mit Balsamico-Glasur, Quinoa und Gemüsemischung
- Snack: Blaubeer-Chia-Samen-Marmelade

Tag 38:

- Frühstück: Goldene Milch
- Mittagessen: Tomaten-Basilikum-Sauce
- Abendessen: Putenbrust mit Kräutern, Brokkoli und Preiselbeersalat
- Snack: Schokoladen-Avocado-Mousse

Tag 39:

- Frühstück: Peachy Keen Breakfast Smoothie
- Mittagessen: Pilzbrühe
- Abendessen: Gebratenes Hähnchen mit Zitronenkräutern und Quinoa-Salat
- Snack: Mandelbutter und Bananenhäppchen

Tag 40:

- Frühstück: Chia-Samen-Pudding
- Mittagessen: Algen- und Gemüsebrühe
- Abendessen: Kabeljau mit Zitronen-Knoblauch-Butter und Blumenkohlbrei
- Snack: Kokos-Dattelbällchen

Tag 41:

- Frühstück: Green Power Smoothie
- Mittagessen: Zitronen-Dill-Sauce
- Abendessen: Gewürzte Rinderhacksalat-Wraps mit gemischtem Beerenwasser
- Snack: Grünkohlchips

Tag 42:

- Frühstück: Quinoa-Frühstücksschüssel
- Mittagessen: Rinderknochenbrühe
- Abendessen: Cajun-Garnelen-Wurst-Pfanne mit gerösteten Süßkartoffeln
- Snack: Erdnussbutter-Protein-Häppchen

Tag 43:

- Frühstück: Apfelscheiben mit Mandelbutter
- Mittagessen: Zitronen-Knoblauch-Butter-Kabeljau
- Abendessen: Veganes Blumenkohl-Kichererbsen-Curry mit braunem Reis
- Snack: Kokos-Dattelbällchen

Tag 44:

- Frühstück: Zitronenwasser
- Mittagessen: Vegane Linsen- und Gemüsesuppe
- Abendessen: Mit Zitronen-Rosmarin gebratene kornische Hühner mit klassischen Zoodles
- Snack: Bananen-Haferkekse

Tag 45:

- Frühstück: Quinoa und Gemüsemischung
- Mittagessen: Koriander-Limetten-Sauce
- Abendessen: Gebratene Putenkeulen mit Knoblauch und Kräutern, Spinat-Erdbeer-Salat
- Snack: Gemischte Nüsse und Samen

Tag 46:

- Frühstück: Chia-Samen-Pudding
- Mittagessen: Schweineknochenbrühe
- Abendessen: Gebackener Tilapia mit Zitronenkräutern und Spargel
- Snack: Himbeer-Kokos-Eis am Stiel

Tag 47:

- Frühstück: Smoothie Bowl
- Mittagessen: Tahini-Dressing
- Abendessen: Hummerschwänze mit Zitronen-Knoblauch-Butter und gerösteten Süßkartoffeln
- Snack: Mandelbutter und Bananenhäppchen

Tag 48:

- Frühstück: Mit Beeren angereichertes Wasser
- Mittagessen: Mit Pilzen und Spinat gefüllte Paprika
- Abendessen: Mediterrane gefüllte Hähnchenbrust mit Quinoa-Salat
- Snack: Kokosnuss-Mandel-Energiehäppchen

Woche 8:

Tag 49:

- Frühstück: Berry Bliss Smoothie
- Mittagessen: Zitronen-Tahini-Dressing
- Abendessen: Gegrillter Schwertfisch mit Mango-Salsa und geröstetem Rosenkohl

- Snack: Kokosnuss-Mandel-Energiehäppchen

Tag 50:
- Frühstück: Haferflocken-Keks-Smoothie
- Mittagessen: Veganes Ratatouille
- Abendessen: Hähnchenschenkel mit Balsamico-Glasur, Quinoa und Gemüsemischung
- Snack: Blaubeer-Chia-Samen-Marmelade

Tag 51:
- Frühstück: Goldene Milch
- Mittagessen: Tomaten-Basilikum-Sauce
- Abendessen: Putenbrust mit Kräutern, Brokkoli und Preiselbeersalat
- Snack: Schokoladen-Avocado-Mousse

Tag 52:
- Frühstück: Peachy Keen Breakfast Smoothie
- Mittagessen: Pilzbrühe
- Abendessen: Gebratenes Hähnchen mit Zitronenkräutern und Quinoa-Salat
- Snack: Mandelbutter und Bananenhäppchen

Tag 53:
- Frühstück: Chia-Samen-Pudding
- Mittagessen: Algen- und Gemüsebrühe
- Abendessen: Kabeljau mit Zitronen-Knoblauch-Butter und Blumenkohlbrei
- Snack: Kokos-Dattelbällchen

Tag 54:
- Frühstück: Green Power Smoothie
- Mittagessen: Zitronen-Dill-Sauce
- Abendessen: Gewürzte Rinderhacksalat-Wraps mit gemischtem Beerenwasser
- Snack: Grünkohlchips

Tag 55:
- Frühstück: Quinoa-Frühstücksschüssel
- Mittagessen: Rinderknochenbrühe
- Abendessen: Cajun-Garnelen-Wurst-Pfanne mit gerösteten Süßkartoffeln
- Snack: Erdnussbutter-Protein-Häppchen

Woche 9:

Tag 56:
- Frühstück: Apfelscheiben mit Mandelbutter
- Mittagessen: Zitronen-Knoblauch-Butter-Kabeljau
- Abendessen: Veganes Blumenkohl-Kichererbsen-Curry mit braunem Reis
- Snack: Kokos-Dattelbällchen

Tag 57:
- Frühstück: Zitronenwasser

- Mittagessen: Vegane Linsen- und Gemüsesuppe
- Abendessen: Mit Zitronen-Rosmarin gebratene kornische Hühner mit klassischen Zoodles
- Snack: Bananen-Haferkekse

Tag 58:

- Frühstück: Quinoa und Gemüsemischung
- Mittagessen: Koriander-Limetten-Sauce
- Abendessen: Gebratene Putenkeulen mit Knoblauch und Kräutern, Spinat-Erdbeer-Salat
- Snack: Gemischte Nüsse und Samen

Tag 59:

- Frühstück: Chia-Samen-Pudding
- Mittagessen: Schweineknochenbrühe
- Abendessen: Gebackener Tilapia mit Zitronenkräutern und Spargel
- Snack: Himbeer-Kokos-Eis am Stiel

Tag 60:

- Frühstück: Smoothie Bowl
- Mittagessen: Tahini-Dressing
- Abendessen: Hummerschwänze mit Zitronen-Knoblauch-Butter und gerösteten Süßkartoffeln
- Snack: Mandelbutter und Bananenhäppchen

Tag 61:

- Frühstück: Mit Beeren angereichertes Wasser
- Mittagessen: Mit Pilzen und Spinat gefüllte Paprika
- Abendessen: Mediterrane gefüllte Hähnchenbrust mit Quinoa-Salat
- Snack: Kokosnuss-Mandel-Energiehäppchen

KAPITEL 10. SMOOTHIES, GETRÄNKE UND FRÜHSTÜCKE

Beeren-Glücks-Smoothie

- Zubereitungszeit: 5 Minuten
- Portion: 1

Zutaten:

- 1 Tasse gemischte Beeren (Blaubeeren, Erdbeeren, Himbeeren)
- 1/2 Banane
- 1/2 Tasse griechischer Joghurt (fettarm oder milchfrei)
- 1 Esslöffel Chiasamen
- 1/2 Tasse Spinatblätter
- 1/2 Tasse Mandelmilch (ungesüßt)

Vorbereitung:

- Alle Zutaten in einen Mixer geben.
- Mixen, bis eine glatte und cremige Masse entsteht.
- Sofort servieren.

Nährwert (ungefähr):

- Kalorien: 250-300
- Protein: 10-12g
- Kohlenhydrate: 35-40g
- Ballaststoffe: 8–10 g
- Gesunde Fette: 8-10g
- Vitamine und Mineralien: Reich an Vitamin C, Vitamin K und Antioxidantien.

Grüner Power-Smoothie

- Zubereitungszeit: 5 Minuten
- Portion: 1

Zutaten:

- 1 Tasse Spinat
- 1/2 Gurke
- 1/2 Avocado
- 1/2 Zitrone (entsaftet)
- 1 Esslöffel Leinsamen
- 1 Tasse Kokoswasser

Vorbereitung:

- Spinat, Gurke, Avocado, Zitronensaft und Leinsamen in einen Mixer geben.
- Kokoswasser hinzufügen.
- Mischen, bis alles gut vermischt ist.
- Sofort servieren.

Nährwert (ungefähr):

- Kalorien: 200-250
- Protein: 5-7g
- Kohlenhydrate: 20-25g
- Ballaststoffe: 7–9 g
- Gesunde Fette: 10-12g
- Reich an Kalium, Vitamin C, Vitamin K und gesunden Fetten.

Tropischer Paradies-Smoothie

- Zubereitungszeit: 5 Minuten
- Portion: 1

Zutaten:

- 1/2 Tasse Ananasstücke
- 1/2 Banane
- 1/4 Tasse Kokosmilch (ungesüßt)
- 1/4 Tasse griechischer Joghurt (fettarm oder milchfrei)

- 1 Esslöffel Kokosraspeln (ungesüßt)
- Eiswürfel (optional)

Vorbereitung:

- Ananasstücke, Banane, Kokosmilch, griechischen Joghurt und Kokosraspeln in einem Mixer vermischen.
- Bei Bedarf Eiswürfel hinzufügen.
- Mixen, bis eine glatte und cremige Masse entsteht.
- Mit zusätzlichen Kokosraspeln garnieren.

Nährwert (ungefähr):

- Kalorien: 250-300
- Protein: 5-7g
- Kohlenhydrate: 30-35g
- Ballaststoffe: 4-6g
- Gesunde Fette: 8-10g
- Reich an Vitamin C, Kalium und gesunden Fetten.

Haferflocken-Keks-Smoothie

- Zubereitungszeit: 5 Minuten
- Portion: 1

Zutaten:

- 1/2 Tasse Haferflocken (gekocht und abgekühlt)
- 1/2 Apfel (gehackt)
- 1/4 Teelöffel Zimt
- 1 Esslöffel Honig (optional)
- 1/2 Tasse Mandelmilch (ungesüßt)

Vorbereitung:

- In einem Mixer gekochte und abgekühlte Haferflocken, gehackten Apfel, Zimt, Honig (falls gewünscht) und Mandelmilch vermischen.
- Mischen, bis ein keksartiger Geschmack entsteht.

- Sofort servieren.

Nährwert (ungefähr):

- Kalorien: 250-300
- Protein: 5-7g
- Kohlenhydrate: 40-45g
- Ballaststoffe: 6-8g
- Gesunde Fette: 5-7g
- Reich an Ballaststoffen, Vitamin C und komplexen Kohlenhydraten.

Schokoladen-Erdnussbutter-Genuss

- Zubereitungszeit: 5 Minuten
- Portion: 1

Zutaten:

- 1 Esslöffel Kakaopulver (ungesüßt)
- 1 Esslöffel Erdnussbutter (ungesüßt)
- 1/2 Banane
- 1 Tasse Spinatblätter
- 1 Tasse Mandelmilch (ungesüßt)

Vorbereitung:

- Kakaopulver, Erdnussbutter, Banane, Spinatblätter und Mandelmilch in einem Mixer vermischen.
- Alles glatt rühren und diesen Leckerbissen ohne schlechtes Gewissen genießen.
- Sofort servieren.

Nährwert (ungefähr):

- Kalorien: 250-300
- Protein: 8-10g
- Kohlenhydrate: 30-35g
- Ballaststoffe: 6-8g
- Gesunde Fette: 10-12g
- Reich an Antioxidantien, Vitamin K und Kalium.

Kirsch-Mandel-Smoothie

- Zubereitungszeit: 5 Minuten
- Portion: 1

Zutaten:

- 1 Tasse gefrorene Kirschen
- 1/4 Tasse Mandeln
- 1/2 Tasse griechischer Joghurt (fettarm oder milchfrei)
- 1 Esslöffel Honig (optional)
- 1/2 Tasse Wasser oder Mandelmilch

Vorbereitung:

- In einem Mixer gefrorene Kirschen, Mandeln, griechischen Joghurt, Honig (falls gewünscht) und Wasser oder Mandelmilch vermischen.
- Mischen, bis eine cremige Masse entsteht.
- Optional vor dem Servieren mit ein paar Mandeln bestreuen.

Nährwert (ungefähr):

- Kalorien: 250-300
- Protein: 10-12g
- Kohlenhydrate: 30-35g
- Ballaststoffe: 6-8g
- Gesunde Fette: 8-10g
- Reich an Antioxidantien, Vitamin C und Kalzium.

Pfirsichiger Keen-Frühstücks-Smoothie

- Zubereitungszeit: 5 Minuten
- Portion: 1

Zutaten:

- 1 Tasse gefrorene Pfirsiche
- 1/2 Tasse Hüttenkäse (fettarm)
- 1 Esslöffel Honig (optional)
- 1/2 Teelöffel Vanilleextrakt
- 1/2 Tasse Wasser oder Mandelmilch

Vorbereitung:

- Gefrorene Pfirsiche, Hüttenkäse, Honig (falls gewünscht), Vanilleextrakt und Wasser oder Mandelmilch in einem Mixer vermischen.
- Alles glatt rühren und diesen proteinreichen Smoothie genießen.

Nährwert (ungefähr):

- Kalorien: 250-300
- Protein: 15-18g
- Kohlenhydrate: 30-35g
- Ballaststoffe: 4-6g
- Gesunde Fette: 3-5g
- Reich an Protein, Vitamin C und Kalzium.

Ingwer-Kurkuma-Tee

- Zubereitungszeit: 10 Minuten
- Portion: 1

Zutaten:

- 1-Zoll-Stück frischer Ingwer
- 1 Teelöffel Kurkumapulver
- 1 Tasse Wasser
- Honig oder Zitrone (optional)

Vorbereitung:

- Den frischen Ingwer reiben oder in dünne Scheiben schneiden.
- In einem Topf das Wasser zum Kochen bringen.
- Ingwer- und Kurkumapulver in das kochende Wasser geben.
- 5-7 Minuten köcheln lassen.
- Den Tee in eine Tasse abseihen.
- Nach Belieben Honig oder Zitrone hinzufügen.
- Heiß servieren.

Nährwert (ungefähr):

- Kalorien: Vernachlässigbar
- Antioxidantien: Hoch

- Zu den potenziellen gesundheitlichen Vorteilen gehören entzündungshemmende und verdauungsfördernde Wirkungen.

Grüner Tee

- Zubereitungszeit: 5 Minuten
- Portion: 1

Zutaten:

- 1 Beutel grüner Tee oder 1 Teelöffel grüne Teeblätter
- 1 Tasse heißes Wasser
- Honig oder Zitrone (optional)

Vorbereitung:

- Geben Sie den grünen Teebeutel oder die Teeblätter in eine Tasse.
- Den Tee mit heißem Wasser übergießen.
- 2-3 Minuten ziehen lassen (Ziehzeit je nach Geschmack anpassen).
- Entfernen Sie den Teebeutel oder seihen Sie den Tee ab, wenn Sie Blätter verwenden.
- Nach Belieben Honig oder Zitrone hinzufügen.
- Heiß servieren.

Nährwert (ungefähr):

- Kalorien: Vernachlässigbar
- Antioxidantien: Hoch
- Enthält nützliche Catechine und kann den Stoffwechsel und die Herzgesundheit unterstützen.

Kokosnusswasser

- Vorbereitungszeit: Keine
- Portion: 1

Zutaten:

- 1 Tasse Kokoswasser (ungesüßt)

Vorbereitung:

- Gießen Sie einfach Kokoswasser in ein Glas.
- Gekühlt oder bei Zimmertemperatur servieren.

Nährwert (ungefähr):

- Kalorien: 45-50 Kalorien pro Tasse
- Elektrolyte: Hoch
- Hervorragende Quelle für Feuchtigkeit, Kalium und essentielle Mineralien.

Kamillentee

- Zubereitungszeit: 5 Minuten
- Portion: 1

Zutaten:

- 1 Beutel Kamillentee oder 1 Teelöffel getrocknete Kamillenblüten
- 1 Tasse heißes Wasser
- Honig (optional)

Vorbereitung:

- Geben Sie den Kamillenteebeutel oder die getrockneten Blüten in eine Tasse.
- Den Tee mit heißem Wasser übergießen.
- 5 Minuten ziehen lassen.
- Entfernen Sie den Teebeutel oder seihen Sie den Tee ab, wenn Sie Blumen verwenden.
- Falls gewünscht, Honig hinzufügen.
- Heiß servieren.

Nährwert (ungefähr):

- Kalorien: Vernachlässigbar
- Mögliche beruhigende und beruhigende Eigenschaften, die zur Entspannung und zum Schlaf beitragen.

Zitronenwasser

- Zubereitungszeit: 2 Minuten
- Portion: 1

Zutaten:

- 1/2 Zitrone
- 1 Tasse warmes Wasser
- Honig (optional)

Vorbereitung:

- Drücken Sie den Saft einer halben Zitrone in eine Tasse warmes Wasser.
- Falls gewünscht, Honig hinzufügen.
- Gut umrühren und genießen.

Nährwert (ungefähr):

- Kalorien: Vernachlässigbar
- Reich an Vitamin C, unterstützt die Verdauung und kann den Stoffwechsel ankurbeln.

Goldene Milch

- Zubereitungszeit: 10 Minuten
- Portion: 1

Zutaten:

- 1 Tasse Milch (auf Milch- oder Pflanzenbasis)
- 1/2 Teelöffel Kurkumapulver
- 1/4 Teelöffel Zimt
- 1/4 Teelöffel Ingwerpulver
- Eine Prise schwarzer Pfeffer
- Honig oder Ahornsirup (optional)

Vorbereitung:

- In einem Topf Milch, Kurkuma, Zimt, Ingwer und schwarzen Pfeffer vermischen.
- Bei niedriger bis mittlerer Hitze unter gelegentlichem Rühren erhitzen, bis es warm ist (nicht kochen).
- Nach Belieben Honig oder Ahornsirup hinzufügen.
- Warm servieren.

Nährwert (ungefähr):

- Kalorien: 150-200
- Enthält entzündungshemmende Verbindungen, unterstützt die Gesundheit des Immunsystems und fördert die Entspannung.

Gemischtes, mit Beeren angereichertes Wasser

- Zubereitungszeit: 5 Minuten
- Portion: 1

Zutaten:

- 1 Tasse gemischte Beeren (Erdbeeren, Blaubeeren, Himbeeren)
- Ein paar Minzblätter
- 1 Tasse kaltes Wasser oder Mineralwasser

Vorbereitung:

- Die gemischten Beeren und Minzblätter in ein Glas geben.
- Zerstoßen Sie sie vorsichtig, um die Aromen freizusetzen.
- Fügen Sie kaltes Wasser oder Mineralwasser hinzu.
- Umrühren und einige Minuten ziehen lassen.
- Gekühlt servieren.

Nährwert (ungefähr):

- Kalorien: Vernachlässigbar
- Feuchtigkeitsspendend und reich an Antioxidantien, Vitaminen und natürlichen Aromen.

Griechischer Joghurt perfekt

- Zubereitungszeit: 5 Minuten
- Portion: 1

Zutaten:

- 1 Tasse griechischer Joghurt (fettarm oder milchfrei)
- 1/2 Tasse gemischte Beeren (Blaubeeren, Erdbeeren, Himbeeren)
- 1/4 Tasse Müsli (ungesüßt)
- 1 Esslöffel Honig (optional)

Vorbereitung:

- In ein Glas oder eine Schüssel griechischen Joghurt, gemischte Beeren und Müsli schichten.
- Für noch mehr Süße können Sie optional Honig darüber träufeln.
- Wiederholen Sie die Schichtung, falls gewünscht.
- Sofort servieren.

Nährwert (ungefähr):

- Kalorien: 300-350
- Protein: 15-18g
- Kohlenhydrate: 40-45g
- Ballaststoffe: 6-8g
- Gesunde Fette: 8-10g
- Reich an Proteinen, Kalzium, Antioxidantien und Ballaststoffen.

Haferflocken mit Mandeln

- Zubereitungszeit: 10 Minuten
- Portion: 1

Zutaten:

- 1/2 Tasse Haferflocken
- 1 Tasse Mandelmilch (ungesüßt)
- 1/4 Tasse gehobelte Mandeln
- 1/2 Banane (in Scheiben geschnitten)
- 1 Esslöffel Honig (optional)

Vorbereitung:

- In einem Topf Haferflocken und Mandelmilch vermischen.
- Bei mittlerer Hitze kochen, bis die Haferflocken weich sind und die Mischung eindickt (ca. 5–7 Minuten).
- Gießen Sie die gekochten Haferflocken in eine Schüssel.
- Nach Belieben mit gehobelten Mandeln, Bananenscheiben und Honig belegen.
- Heiß servieren.

Nährwert (ungefähr):

- Kalorien: 350-400
- Protein: 8-10g
- Kohlenhydrate: 45-50g
- Ballaststoffe: 7–9 g
- Gesunde Fette: 12-14g
- Reich an Ballaststoffen, Vitamin E und gesunden Fetten.

vegetarisches Omelett

- Zubereitungszeit: 10 Minuten
- Portion: 1

Zutaten:

- 2 große Eier
- 1/4 Tasse gewürfelte Paprika (rot, grün oder gelb)
- 1/4 Tasse gewürfelte Tomaten
- 1/4 Tasse gehackter Spinat
- 1/4 Tasse gewürfelte Zwiebeln
- Salz und Pfeffer nach Geschmack
- 1 Teelöffel Olivenöl

Vorbereitung:

- In einer Schüssel die Eier verquirlen, bis sie gut verquirlt sind.
- Olivenöl in einer beschichteten Pfanne bei mittlerer Hitze erhitzen.

- Gewürfelte Zwiebeln und Paprika dazugeben und anbraten, bis sie leicht weich sind.
- Tomaten und gehackten Spinat in die Pfanne geben und weitere 2-3 Minuten kochen lassen.
- Die geschlagenen Eier über das gekochte Gemüse gießen.
- Kochen, bis das Omelett fest wird und sich die Ränder zu heben beginnen.
- Das Omelett vorsichtig halbieren und eine weitere Minute garen.
- Mit Salz und Pfeffer abschmecken.
- Das Omelett auf einen Teller gleiten lassen und heiß servieren.

Nährwert (ungefähr):
- Kalorien: 250-300
- Protein: 15-18g
- Kohlenhydrate: 10-12g
- Ballaststoffe: 2-4g
- Gesunde Fette: 10-12g
- Reich an Proteinen, Vitaminen und Mineralstoffen.

Avocado Toast

- Zubereitungszeit: 5 Minuten
- Portion: 1

Zutaten:
- 1 Scheibe Vollkornbrot (getoastet)
- 1/2 reife Avocado (püriert)
- Salz und Pfeffer nach Geschmack
- Rote Paprikaflocken (optional, für zusätzlichen Geschmack)
- Geschnittene Tomaten oder pochiertes/Spiegelei (optional, für zusätzliche Toppings)

Vorbereitung:

- Toasten Sie das Vollkornbrot, bis es die gewünschte Knusprigkeit erreicht hat.
- Das Avocadopüree gleichmäßig auf dem Toast verteilen.
- Nach Belieben mit Salz, Pfeffer und roten Pfefferflocken würzen.
- Fügen Sie geschnittene Tomaten oder ein pochiertes/Spiegelei hinzu, wenn Sie zusätzliche Toppings bevorzugen.
- Sofort servieren.

Nährwert (ungefähr):
- Kalorien: 200-250
- Protein: 4-6g
- Kohlenhydrate: 20-25g
- Ballaststoffe: 5-7g
- Gesunde Fette: 10-12g
- Reich an gesunden Fetten, Ballaststoffen und Kalium.

Chia-Samen Pudding

- Zubereitungszeit: 5 Minuten (plus Abkühlen über Nacht)
- Portion: 1

Zutaten:
- 2 Esslöffel Chiasamen
- 1/2 Tasse Mandelmilch (ungesüßt)
- 1/2 Teelöffel Vanilleextrakt
- 1/2 Esslöffel Honig oder Ahornsirup (optional)
- Frische Beeren oder geschnittene Früchte (zum Garnieren)

Vorbereitung:
- In einer Schüssel Chiasamen, Mandelmilch, Vanilleextrakt und nach Wunsch Honig oder Ahornsirup vermischen.

- Gut umrühren, um sicherzustellen, dass die Chiasamen gleichmäßig verteilt sind.
- Decken Sie die Schüssel ab und stellen Sie sie über Nacht oder mindestens 4 Stunden in den Kühlschrank.
- Rühren Sie die Mischung vor dem Servieren um, um eine puddingartige Konsistenz zu erhalten.
- Mit frischen Beeren oder geschnittenen Früchten belegen.

Nährwert (ungefähr):
- Kalorien: 200-250
- Protein: 4-6g
- Kohlenhydrate: 20-25g
- Ballaststoffe: 8–10 g
- Gesunde Fette: 10-12g
- Reich an Ballaststoffen, Omega-3-Fettsäuren und Antioxidantien.

Quinoa-Frühstücksschüssel

- Zubereitungszeit: 15 Minuten
- Portion: 1

Zutaten:
- 1/2 Tasse gekochter Quinoa (gekühlt)
- 1/4 Tasse gehackte Nüsse (Mandeln, Walnüsse oder Pekannüsse)
- 1/4 Tasse Trockenfrüchte (Rosinen, Preiselbeeren oder Aprikosen)
- 1/2 Banane (in Scheiben geschnitten)
- 1/2 Tasse griechischer Joghurt (fettarm oder milchfrei)
- 1 Esslöffel Honig (optional)
- Prise Zimt

Vorbereitung:

- In einer Schüssel gekochtes Quinoa, gehackte Nüsse, Trockenfrüchte und Bananenscheiben vermischen.
- Mit griechischem Joghurt belegen und nach Belieben mit Honig beträufeln.
- Für zusätzlichen Geschmack mit einer Prise Zimt bestreuen.
- Gekühlt servieren.

Nährwert (ungefähr):
- Kalorien: 350-400
- Protein: 12-15g
- Kohlenhydrate: 45-50g
- Ballaststoffe: 6-8g
- Gesunde Fette: 10-12g
- Reich an Proteinen, Ballaststoffen, Vitaminen und Mineralstoffen.

Smoothie-Bowl

- Zubereitungszeit: 5 Minuten
- Portion: 1

Zutaten:
- Smoothie Ihrer Wahl (z. B. Berry Bliss Smoothie oder Tropical Paradise Smoothie aus der vorherigen Liste)
- Belag: Müsli, geschnittene Früchte, Nüsse, Samen oder Kokosraspeln

Vorbereitung:
- Bereiten Sie Ihren Lieblings-Smoothie (z. B. Berry Bliss Smoothie oder Tropical Paradise Smoothie) aus der vorherigen Liste zu.
- Den Smoothie in eine Schüssel geben.
- Fügen Sie Toppings wie Müsli, geschnittene Früchte, Nüsse, Samen oder Kokosraspeln hinzu, um die

Textur und den Geschmack zu
verbessern.

- Sofort mit einem Löffel servieren.

Nährwert (ungefähr):

- Der Nährwert variiert je nach
gewähltem Smoothie und Topping.

KAPITEL 11. SNACKS UND BEILAGEN

Griechischer Joghurt mit Honig und Beeren

- Zubereitungszeit: 5 Minuten
- Portionen: 1

Zutaten:

- 1 Tasse griechischer Joghurt (fettarm oder milchfrei)
- 1/2 Tasse gemischte Beeren (Blaubeeren, Erdbeeren, Himbeeren)
- 1 Esslöffel Honig (optional)

Vorbereitung:

- Geben Sie griechischen Joghurt in eine Schüssel oder einen Servierteller.
- Mit gemischten Beeren belegen.
- Für noch mehr Süße können Sie optional Honig darüber träufeln.
- Sofort servieren.

Gesamtnährwert (ungefähr):

- Kalorien: 250-300
- Protein: 15-18g
- Kohlenhydrate: 35-40g
- Ballaststoffe: 3-5g
- Gesunde Fette: 6-8g
- Reich an Eiweiß, Kalzium, Antioxidantien und Ballaststoffen.

Karotte und Hummus

- Zubereitungszeit: 5 Minuten
- Portionen: 1

Zutaten:

- Karottenstifte (so viele wie gewünscht)
- Hummus (im Laden gekauft oder selbst gemacht)

Vorbereitung:

- Karotten waschen, schälen und anschließend in Stifte schneiden.
- Servieren Sie Karottenstifte mit einer Beilage Hummus zum Dippen.
- Genießen Sie es als knusprigen und nahrhaften Snack.

Gemischte Nüsse und Samen

- Zubereitungszeit: 2 Minuten
- Kochzeit: 0 Minuten
- Portionen: Nach Wunsch

Zutaten:

- Mandeln, Walnüsse, Kürbiskerne, Sonnenblumenkerne (Mischung nach Wahl)

Vorbereitung:

- Kombinieren Sie Ihre bevorzugte Mischung aus Nüssen und Samen in einer Schüssel.
- Als sättigender und nährstoffreicher Snack servieren.

Apfelscheiben mit Mandelbutter

- Zubereitungszeit: 5 Minuten
- Kochzeit: 0 Minuten
- Portionen: 1

Zutaten:

- 1 Apfel (in Scheiben geschnitten)
- Mandelbutter (ungesüßt)

Vorbereitung:

- Den Apfel in dünne Scheiben oder Spalten schneiden.
- Mandelbutter auf Apfelscheiben verteilen.
- Als ausgewogener und sättigender Snack servieren.

Hüttenkäse und Ananas

- Zubereitungszeit: 5 Minuten
- Kochzeit: 0 Minuten
- Portionen: 1

Zutaten:

- 1/2 Tasse Hüttenkäse (fettarm oder milchfrei)
- 1/2 Tasse Ananasstücke (frisch oder aus der Dose)

Vorbereitung:

- Hüttenkäse in eine Schüssel geben.
- Ananasstücke hinzufügen.
- Als protein- und Vitamin-C-reicher Snack servieren.

Nährwert (ungefähr):

- Kalorien: 150-200
- Protein: 12-15g
- Kohlenhydrate: 20-25g
- Ballaststoffe: 1-2g
- Gesunde Fette: 2-3g
- Reich an Protein, Kalzium und Vitamin C.

Hart gekochte Eier

- Zubereitungszeit: 5 Minuten
- Kochzeit: 10-12 Minuten
- Portionen: 2 Eier

Zutaten:

- 2 große Eier
- Wasser zum Kochen

Vorbereitung:

- Eier in einen Topf geben und mit Wasser bedecken.
- Bringen Sie das Wasser bei mittlerer bis hoher Hitze zum Kochen.
- Sobald es kocht, reduzieren Sie die Hitze auf einen niedrigen Wert, decken Sie es ab und lassen Sie es 10–12 Minuten köcheln.
- Vom Herd nehmen, abtropfen lassen und die Eier zum Abkühlen in ein Eiswasserbad geben.
- Nach dem Abkühlen die Eier schälen und bei Bedarf mit einer Prise Salz und Pfeffer bestreuen.
- Als proteinreicher und tragbarer Snack servieren.

Nährwert (ungefähr):

- Kalorien: 140-160 (pro 2 Eier)
- Protein: 12-14g
- Kohlenhydrate: 1g
- Ballaststoffe: 0g
- Gesunde Fette: 10-12g
- Reich an Proteinen, gesunden Fetten und verschiedenen Vitaminen und Mineralstoffen.

Grünkohlchips

- Zubereitungszeit: 10 Minuten
- Kochzeit: 10-15 Minuten
- Portionen: Variiert je nach Grünkohlmenge

Zutaten:

- Frische Grünkohlblätter
- Olivenöl
- Salz (nach Geschmack)

Vorbereitung:

- Heizen Sie Ihren Backofen auf 350 °F (175 °C) vor.
- Grünkohlblätter gründlich waschen und trocknen, dabei die Stiele

entfernen und in mundgerechte Stücke zupfen.

- Die Grünkohlstücke mit Olivenöl beträufeln und mit einer Prise Salz bestreuen.
- Den Grünkohl in einer Schicht auf einem Backblech verteilen.
- 10–15 Minuten backen oder bis der Grünkohl knusprig und leicht gebräunt ist.
- Lassen Sie es abkühlen, bevor Sie es als kalorienarmen und nährstoffreichen Snack servieren.

Gerösteter Rosenkohl mit Balsamico-Glasur

- Zubereitungszeit: 10 Minuten
- Kochzeit: 25 Minuten
- Portionen: 4

Zutaten:

- 1 Pfund Rosenkohl (geputzt und halbiert)
- 2 Esslöffel Olivenöl
- Salz und Pfeffer nach Geschmack
- 2 Esslöffel Balsamico-Glasur

Vorbereitung:

- Heizen Sie den Ofen auf 400 °F (200 °C) vor.
- In einer großen Schüssel Rosenkohl mit Olivenöl, Salz und Pfeffer vermischen.
- Den Rosenkohl in einer Schicht auf einem Backblech verteilen.
- Etwa 25 Minuten lang rösten oder bis sie zart und karamellisiert sind.
- Vor dem Servieren mit Balsamico-Glasur beträufeln.

Nährwert pro Portion):

- Kalorien: 100-120

- Protein: 3-4g
- Kohlenhydrate: 12-15g
- Ballaststoffe: 4-6g
- Gesunde Fette: 5-7g
- Reich an Ballaststoffen, Vitamin C und Antioxidantien.

Sautierter Spinat mit Knoblauch und Zitrone

- Zubereitungszeit: 5 Minuten
- Kochzeit: 5 Minuten
- Portionen: 4

Zutaten:

- 1 Pfund frische Spinatblätter (gewaschen und geschnitten)
- 2 Knoblauchzehen (gehackt)
- 2 Esslöffel Olivenöl
- Saft von 1 Zitrone
- Salz und Pfeffer nach Geschmack

Vorbereitung:

- Olivenöl in einer großen Pfanne bei mittlerer Hitze erhitzen.
- Den gehackten Knoblauch dazugeben und etwa 1 Minute lang anbraten, bis er duftet.
- Geben Sie frischen Spinat in die Pfanne und kochen Sie ihn unter häufigem Rühren etwa 3–4 Minuten lang, bis er zusammengefallen ist.
- Zitronensaft über den Spinat pressen.
- Mit Salz und Pfeffer abschmecken.
- Alles vermischen und sofort servieren.

Nährwert pro Portion):

- Kalorien: 40-50
- Protein: 2-3g
- Kohlenhydrate: 3-4g
- Ballaststoffe: 2-3g
- Gesunde Fette: 3-4g

- Reich an Eisen, Vitamin C und Antioxidantien.

Blumenkohl-Reis-Pilaw

- Zubereitungszeit: 10 Minuten
- Kochzeit: 10 Minuten
- Portionen: 4

Zutaten:

- 1 mittelgroßer Blumenkohlkopf (in Röschen geschnitten)
- 2 Esslöffel Olivenöl
- 1 kleine Zwiebel (fein gehackt)
- 2 Knoblauchzehen (gehackt)
- 1/4 Tasse natriumarme Gemüsebrühe
- Salz und Pfeffer nach Geschmack
- Frische Kräuter (z. B. Petersilie oder Koriander zum Garnieren)

Vorbereitung:

- Blumenkohlröschen in eine Küchenmaschine geben und zerkleinern, bis sie wie Reis aussehen.
- Olivenöl in einer großen Pfanne bei mittlerer Hitze erhitzen.
- Fein gehackte Zwiebel und gehackten Knoblauch hinzufügen. 2-3 Minuten anbraten, bis es weich ist.
- Blumenkohlreis in die Pfanne geben und unter Rühren 4–5 Minuten braten, bis er weich ist.
- Mit Gemüsebrühe aufgießen und weitere 2-3 Minuten kochen lassen, bis sie absorbiert ist.
- Mit Salz und Pfeffer abschmecken.
- Mit frischen Kräutern garnieren und heiß servieren.

Nährwert pro Portion):

- Kalorien: 60-80
- Protein: 2-3g
- Kohlenhydrate: 7-9g
- Ballaststoffe: 3-4g
- Gesunde Fette: 3-4g
- Kohlenhydrat- und kalorienarm, reich an Ballaststoffen und Vitaminen.

Quinoa-Gemüse-Medley

- Zubereitungszeit: 10 Minuten
- Kochzeit: 20 Minuten
- Portionen: 4

Zutaten:

- 1 Tasse Quinoa (ungekocht)
- 2 Tassen natriumarme Gemüsebrühe
- 2 Esslöffel Olivenöl
- 1 kleine Zwiebel (fein gehackt)
- 2 Knoblauchzehen (gehackt)
- 2 Tassen gemischtes Gemüse (Paprika, Karotten, Zucchini usw., gewürfelt)
- Salz und Pfeffer nach Geschmack
- Frische Kräuter (z. B. Thymian oder Rosmarin zum Garnieren)

Vorbereitung:

- Quinoa gründlich unter kaltem Wasser abspülen.
- In einem mittelgroßen Topf 2 Tassen Gemüsebrühe zum Kochen bringen.
- Quinoa hinzufügen, Hitze reduzieren, abdecken und 15 Minuten köcheln lassen, bis das Quinoa gar ist und die Flüssigkeit aufgesogen ist. Vom Herd nehmen und 5 Minuten ruhen lassen, bevor man es mit einer Gabel auflockert.
- In einer großen Pfanne Olivenöl bei mittlerer Hitze erhitzen.
- Fein gehackte Zwiebel und gehackten Knoblauch hinzufügen.

2-3 Minuten anbraten, bis es weich ist.

- Geben Sie das gemischte Gemüse in die Pfanne und braten Sie es unter Rühren etwa 5–7 Minuten lang an, bis es weich ist.
- Gekochtes Quinoa und sautiertes Gemüse in einer Servierschüssel vermengen.
- Mit Salz und Pfeffer abschmecken.
- Mit frischen Kräutern garnieren und heiß servieren.

Nährwert (pro Portion):

- Kalorien: 250-300
- Protein: 8-10g
- Kohlenhydrate: 35-40g
- Ballaststoffe: 5-7g
- Gesunde Fette: 8-10g
- Reich an Proteinen, Ballaststoffen, Vitaminen und Mineralstoffen.

Spargel mit Mandelbutter

- Zubereitungszeit: 10 Minuten
- Kochzeit: 10 Minuten
- Portionen: 4

Zutaten:

- 1 Bund frische Spargelstangen (zugeschnitten)
- 2 Esslöffel Mandelbutter
- 1 Esslöffel Olivenöl
- Salz und Pfeffer nach Geschmack
- Mandelblättchen (geröstet, zum Garnieren)

Vorbereitung:

- Spargelstangen etwa 3–4 Minuten dämpfen oder blanchieren, bis sie zart-knusprig sind. Abtropfen lassen und beiseite stellen.

- In einem kleinen Topf Mandelbutter und Olivenöl bei schwacher Hitze schmelzen. Rühren, bis alles glatt ist.
- Die Mandelbuttersauce über den Spargel träufeln.
- Mit Salz und Pfeffer abschmecken.
- Mit gerösteten Mandelblättchen garnieren und sofort servieren.

Nährwert (pro Portion):

- Kalorien: 80-100
- Protein: 3-4g
- Kohlenhydrate: 4-6g
- Ballaststoffe: 2-3g
- Gesunde Fette: 6-7g
- Reich an Ballaststoffen, Vitamin E und gesunden Fetten.

Mit Pilzen und Spinat gefüllte Paprika

- Zubereitungszeit: 15 Minuten
- Kochzeit: 30 Minuten
- Portionen: 4

Zutaten:

- 4 große Paprika (jede Farbe)
- 1 Tasse Quinoa (ungekocht)
- 2 Tassen natriumarme Gemüsebrühe
- 2 Esslöffel Olivenöl
- 1 kleine Zwiebel (fein gehackt)
- 2 Knoblauchzehen (gehackt)
- 8 Unzen Pilze (in Scheiben geschnitten)
- 2 Tassen frische Spinatblätter
- Salz und Pfeffer nach Geschmack
- Geriebener Parmesankäse (optional, zum Garnieren)

Vorbereitung:

- Heizen Sie den Ofen auf 350 °F (175 °C) vor.

- Schneiden Sie die Oberseite der Paprika ab und entfernen Sie die Kerne und Membranen.
- Quinoa gründlich unter kaltem Wasser abspülen.
- In einem mittelgroßen Topf 2 Tassen Gemüsebrühe zum Kochen bringen.
- Quinoa hinzufügen, Hitze reduzieren, abdecken und 15 Minuten köcheln lassen, bis das Quinoa gar ist und die Flüssigkeit aufgesogen ist. Vom Herd nehmen und 5 Minuten ruhen lassen, bevor man es mit einer Gabel auflockert.
- In einer großen Pfanne Olivenöl bei mittlerer Hitze erhitzen.
- Fein gehackte Zwiebel und gehackten Knoblauch hinzufügen. 2-3 Minuten anbraten, bis es weich ist.
- In Scheiben geschnittene Pilze dazugeben und etwa 5–7 Minuten kochen, bis sie ihre Feuchtigkeit abgeben und zart werden.
- Frische Spinatblätter einrühren und weitere 2-3 Minuten kochen, bis sie zusammengefallen sind.
- Gekochte Quinoa mit der Pilz-Spinat-Mischung vermischen. Mit Salz und Pfeffer abschmecken.
- Jede Paprika mit der Quinoa-Gemüse-Mischung füllen.
- Gefüllte Paprika in eine Auflaufform legen und mit Folie abdecken.
- 20–25 Minuten backen oder bis die Paprika weich sind.
- Vor dem Servieren optional mit geriebenem Parmesankäse garnieren.

Nährwert (pro Portion):
- Kalorien: 250-300
- Protein: 8-10g
- Kohlenhydrate: 35-40g
- Ballaststoffe: 5-7g
- Gesunde Fette: 8-10g
- Reich an Proteinen, Ballaststoffen, Vitaminen und Mineralstoffen.

Gurken-Avocado-Salat

- Zubereitungszeit: 10 Minuten
- Kochzeit: 0 Minuten
- Portionen: 4

Zutaten:
- 2 große Gurken (in Scheiben geschnitten)
- 2 reife Avocados (gewürfelt)
- 1/4 Tasse rote Zwiebel (fein gehackt)
- 2 Esslöffel frischer Dill (gehackt)
- 2 Esslöffel natives Olivenöl extra
- 1 Esslöffel Zitronensaft
- Salz und Pfeffer nach Geschmack

Vorbereitung:
- In einer großen Schüssel geschnittene Gurken, gewürfelte Avocados, fein gehackte rote Zwiebeln und frischen Dill vermischen.
- In einer kleinen Schüssel natives Olivenöl extra, Zitronensaft, Salz und Pfeffer verrühren, um das Dressing herzustellen.
- Das Dressing über den Salat gießen und vermengen.
- Gekühlt servieren.

Nährwert (pro Portion):
- Kalorien: 180-220
- Protein: 2-3g
- Kohlenhydrate: 10-12g

- Ballaststoffe: 6-7g
- Gesunde Fette: 15–18 g
- Reich an gesunden Fetten, Vitaminen und Antioxidantien.

KAPITEL 12. HEFTKLAMMERN

Quinoa-Salat

- Zubereitungszeit: 15 Minuten
- Kochzeit: 15 Minuten
- Portionen: 4

Zutaten:

- 1 Tasse Quinoa
- 2 Tassen Wasser oder Gemüsebrühe
- 1 Tasse Gurke (gewürfelt)
- 1 Tasse Kirschtomaten (halbiert)
- 1/4 Tasse rote Zwiebel (fein gehackt)
- 1/4 Tasse frische Petersilie (gehackt)
- 2 Esslöffel natives Olivenöl extra
- 2 Esslöffel Zitronensaft
- Salz und Pfeffer nach Geschmack

Vorbereitung:

- Quinoa gründlich unter kaltem Wasser abspülen.
- In einem mittelgroßen Topf 2 Tassen Wasser oder Gemüsebrühe zum Kochen bringen.
- Quinoa hinzufügen, Hitze reduzieren, abdecken und 15 Minuten köcheln lassen, bis das Quinoa gar ist und die Flüssigkeit aufgesogen ist. Vom Herd nehmen und 5 Minuten ruhen lassen, bevor man es mit einer Gabel auflockert.
- In einer großen Schüssel gekochte Quinoa, Gurkenwürfel, Kirschtomaten, gehackte rote Zwiebeln und frische Petersilie vermischen.
- Mit nativem Olivenöl extra und Zitronensaft beträufeln.
- Mit Salz und Pfeffer abschmecken.
- Alles vermischen und gekühlt servieren.

Nährwert (pro Portion):

- Kalorien: 240
- Protein: 6g
- Kohlenhydrate: 33g
- Ballaststoffe: 4g
- Gesunde Fette: 10g

gebackener Lachs

- Zubereitungszeit: 10 Minuten
- Kochzeit: 15–20 Minuten
- Portionen: 4

Zutaten:

- 4 Lachsfilets (je 6 Unzen)
- 2 Esslöffel Olivenöl
- 1 Teelöffel Knoblauchpulver
- 1 Teelöffel getrockneter Oregano
- Salz und Pfeffer nach Geschmack
- Zitronenschnitze zum Servieren (optional)

Vorbereitung:

- Heizen Sie den Backofen auf 375 °F (190 °C) vor.
- Lachsfilets auf ein mit Backpapier ausgelegtes Backblech legen.
- Olivenöl über den Lachs träufeln und mit Knoblauchpulver, getrocknetem Oregano, Salz und Pfeffer würzen.
- Mit einer Gabel 15–20 Minuten backen oder bis sich der Lachs leicht lösen lässt.
- Nach Belieben mit Zitronenspalten servieren.

Nährwert (pro Portion):

- Kalorien: 330

- Protein: 34g
- Kohlenhydrate: 1g
- Ballaststoffe: 0g
- Gesunde Fette: 20g

Klassische Zoodles

- Zubereitungszeit: 10 Minuten
- Kochzeit: 5 Minuten
- Portionen: 4

Zutaten:

- 4 mittelgroße Zucchini
- 2 Esslöffel Olivenöl
- 2 Knoblauchzehen (gehackt)
- Salz und Pfeffer nach Geschmack
- Geriebener Parmesan zum Garnieren (optional)

Vorbereitung:

- Drehen Sie die Zucchini spiralförmig zu Zucchini-Nudeln (Zoodles).
- Olivenöl in einer großen Pfanne bei mittlerer Hitze erhitzen.
- Den gehackten Knoblauch dazugeben und etwa 1 Minute lang anbraten, bis er duftet.
- Zucchininudeln in die Pfanne geben und 3–5 Minuten anbraten, bis sie weich sind.
- Mit Salz und Pfeffer abschmecken.
- Vor dem Servieren optional mit geriebenem Parmesankäse garnieren.

Nährwert (pro Portion):

- Kalorien: 70
- Protein: 2g
- Kohlenhydrate: 5g
- Ballaststoffe: 2g
- Gesunde Fette: 5g

geröstete süße Kartoffeln

- Zubereitungszeit: 10 Minuten
- Kochzeit: 30 Minuten
- Portionen: 4

Zutaten:

- 2 große Süßkartoffeln (geschält und gewürfelt)
- 2 Esslöffel Olivenöl
- 1 Teelöffel Zimt
- Salz und Pfeffer nach Geschmack

Vorbereitung:

- Den Ofen auf 220 °C (425 °F) vorheizen.
- In einer großen Schüssel Süßkartoffelwürfel mit Olivenöl, Zimt, Salz und Pfeffer vermischen, bis sie gleichmäßig bedeckt sind.
- Die Süßkartoffelwürfel in einer einzigen Schicht auf einem Backblech verteilen.
- Im vorgeheizten Ofen 25–30 Minuten rösten, dabei nach der Hälfte der Zeit wenden oder bis sie zart und leicht gebräunt sind.

Nährwert (pro Portion):

- Kalorien: 160
- Protein: 2g
- Kohlenhydrate: 25g
- Ballaststoffe: 4g
- Gesunde Fette: 7g

Hummus

- Zubereitungszeit: 10 Minuten
- Kochzeit: 0 Minuten
- Portionen: Etwa 2 Tassen

Zutaten:

- 1 Dose (15 Unzen) Kichererbsen (abgetropft und abgespült)
- 1/4 Tasse Tahini
- 3 Esslöffel Zitronensaft
- 2 Knoblauchzehen (gehackt)
- 2 Esslöffel natives Olivenöl extra

- 1/2 Teelöffel gemahlener Kreuzkümmel
- Salz und Pfeffer nach Geschmack
- Wasser (nach Bedarf, um die gewünschte Konsistenz zu erreichen)
- Paprika und zusätzliches Olivenöl zum Garnieren (optional)

Vorbereitung:

- In einer Küchenmaschine Kichererbsen, Tahini, Zitronensaft, gehackten Knoblauch, Olivenöl, gemahlenen Kreuzkümmel, Salz und Pfeffer vermischen.
- Zu einer glatten Masse verarbeiten und nach Bedarf Wasser hinzufügen, um die gewünschte Konsistenz zu erreichen.
- Abschmecken und bei Bedarf nachwürzen.
- In eine Servierschüssel geben und nach Belieben mit Paprika und einem Schuss Olivenöl garnieren.
- Mit Gemüsesticks, Fladenbrot oder Vollkorncrackern servieren.

Nährwert (pro 2-Esslöffel-Portion):

- Kalorien: 50
- Protein: 2g
- Kohlenhydrate: 5g
- Ballaststoffe: 1g
- Gesunde Fette: 3g

Ingwer-Kurkuma-Rub

- Zubereitungszeit: 5 Minuten
- Kochzeit: 0 Minuten
- Portionen: Variiert

Zutaten:

- 2 Esslöffel gemahlene Kurkuma
- 1 Esslöffel gemahlener Ingwer
- 1 Teelöffel gemahlener Zimt
- 1 Teelöffel gemahlener schwarzer Pfeffer
- 1/2 Teelöffel gemahlener Cayennepfeffer (je nach Geschmack anpassen)
- 1/2 Teelöffel Salz

Vorbereitung:

- In einer kleinen Schüssel gemahlene Kurkuma, gemahlenen Ingwer, gemahlenen Zimt, gemahlenen schwarzen Pfeffer, gemahlenen Cayennepfeffer und Salz vermischen.
- Mischen, bis alles gut vermischt ist.
- Bewahren Sie das Ingwer-Kurkuma-Rub in einem luftdichten Behälter auf.

Nährwert (pro 1-Teelöffel-Portion):

- Kalorien: 5
- Protein: 0g
- Kohlenhydrate: 1g
- Ballaststoffe: 0g
- Gesunde Fette: 0g

Eiweißomelett

- Zubereitungszeit: 5 Minuten
- Kochzeit: 5 Minuten
- Portionen: 1

Zutaten:

- 3 Eiweiß
- 1/4 Tasse gewürfelte Paprika
- 1/4 Tasse gewürfelte Zwiebeln
- 1/4 Tasse gewürfelte Tomaten
- 1/4 Tasse frische Spinatblätter
- Salz und Pfeffer nach Geschmack
- Kochspray oder Olivenöl für die Pfanne

Vorbereitung:

- Erhitzen Sie eine beschichtete Pfanne bei mittlerer Hitze und

- bestreichen Sie sie leicht mit Kochspray oder Olivenöl.
- In einer Schüssel das Eiweiß leicht schaumig schlagen.
- Gießen Sie das Eiweiß in die Pfanne.
- Gewürfelte Paprika, Zwiebeln, Tomaten und frische Spinatblätter gleichmäßig über eine Hälfte des Omeletts verteilen.
- Mit Salz und Pfeffer würzen.
- 3-4 Minuten kochen lassen, bis die Ränder fest sind, dann die andere Hälfte des Omeletts vorsichtig über die Füllungen klappen.
- Weitere 1-2 Minuten weitergaren, bis es vollständig fest ist.
- Das Omelett auf einen Teller gleiten lassen und heiß servieren.

Nährwert (pro Portion):
- Kalorien: 80
- Protein: 15g
- Kohlenhydrate: 6g
- Ballaststoffe: 1g
- Gesunde Fette: 0g

Paleo-Pfannkuchen

- Zubereitungszeit: 10 Minuten
- Kochzeit: 10 Minuten
- Portionen: 2-3 (ca. 6 Pfannkuchen)

Zutaten:
- 2 reife Bananen
- 4 große Eier
- 1/2 Teelöffel Backpulver (glutenfrei)
- 1/4 Teelöffel gemahlener Zimt
- 1/4 Teelöffel Vanilleextrakt
- Speiseöl oder Butter für die Pfanne

Vorbereitung:
- In einer Schüssel die reifen Bananen zerdrücken, bis eine glatte Masse entsteht.
- Eier, Backpulver, gemahlenen Zimt und Vanilleextrakt hinzufügen. Mischen, bis alles gut vermischt ist.
- Erhitzen Sie eine Pfanne oder Grillplatte bei mittlerer Hitze und fetten Sie sie leicht mit Speiseöl oder Butter ein.
- Für jeden Pfannkuchen 1/4 Tasse Pfannkuchenteig in die Pfanne geben.
- Auf jeder Seite 2–3 Minuten goldbraun braten.
- Mit Ihren Lieblingszutaten wie frischen Beeren oder Ahornsirup servieren.

Nährwert (pro Portion – 3 Pfannkuchen):
- Kalorien: 225
- Protein: 10g
- Kohlenhydrate: 33g
- Ballaststoffe: 4g
- Gesunde Fette: 7g

Blumenkohlbrei

- Zubereitungszeit: 10 Minuten
- Kochzeit: 15 Minuten
- Portionen: 4

Zutaten:
- 1 mittelgroßer Blumenkohlkopf (in Röschen geschnitten)
- 2 Esslöffel Olivenöl
- 2 Knoblauchzehen (gehackt)
- Salz und Pfeffer nach Geschmack
- Frische Kräuter (z. B. Petersilie oder Schnittlauch, zum Garnieren)

Vorbereitung:
- Blumenkohlröschen in einen großen Topf geben und mit Wasser bedecken. Zum Kochen bringen und etwa 10–15 Minuten kochen, bis der Blumenkohl weich ist.

- Blumenkohl abtropfen lassen und in eine Küchenmaschine geben.
- Gehackten Knoblauch, Olivenöl, Salz und Pfeffer hinzufügen.
- Zu einer glatten und cremigen Masse verarbeiten.
- Vor dem Servieren mit frischen Kräutern garnieren.

Nährwert (pro Portion):

- Kalorien: 70
- Protein: 2g
- Kohlenhydrate: 7g
- Ballaststoffe: 3g
- Gesunde Fette: 4g

Brauner Reis

- Zubereitungszeit: 5 Minuten
- Kochzeit: 45-50 Minuten
- Portionen: 4

Zutaten:

- 1 Tasse brauner Reis
- 2 Tassen Wasser oder Gemüsebrühe
- Salz nach Geschmack

Vorbereitung:

- Braunen Reis gründlich unter kaltem Wasser abspülen.
- In einem mittelgroßen Topf braunen Reis, Wasser oder Gemüsebrühe und eine Prise Salz vermischen.
- Zum Kochen bringen, dann die Hitze reduzieren, abdecken und 45–50 Minuten köcheln lassen, bis der Reis weich ist und die Flüssigkeit aufgesogen ist.
- Den Reis vor dem Servieren mit einer Gabel auflockern.

Nährwert (pro Portion – 1/2 Tasse gekocht):

- Kalorien: 108
- Protein: 2g
- Kohlenhydrate: 22g
- Ballaststoffe: 2g
- Gesunde Fette: 1g

Grüner Smoothie

- Zubereitungszeit: 5 Minuten
- Kochzeit: 0 Minuten
- Portionen: 2

Zutaten:

- 2 Tassen frischer Spinat oder Grünkohlblätter
- 1 Banane
- 1 Tasse ungesüßte Mandelmilch oder Kokoswasser
- 1/2 Tasse griechischer Joghurt (optional für zusätzliche Cremigkeit)
- 1 Esslöffel Honig oder Ahornsirup (optional für die Süße)
- Eiswürfel (optional)

Vorbereitung:

- Geben Sie frischen Spinat oder Grünkohlblätter, Banane, Mandelmilch oder Kokoswasser, griechischen Joghurt (falls verwendet) und Süßstoff (falls verwendet) in einen Mixer.
- Alles glatt rühren.
- Fügen Sie Eiswürfel hinzu, wenn Sie einen kälteren Smoothie bevorzugen.
- Sofort servieren.

Nährwert (pro Portion):

- Kalorien: 110
- Protein: 5g
- Kohlenhydrate: 23g
- Ballaststoffe: 3g
- Gesunde Fette: 1g

KAPITEL 13. SUPPEN UND SALATE

Linsensuppe mit karamellisierten Zwiebeln

- Zubereitungszeit: 10 Minuten
- Kochzeit: 45 Minuten
- Portionen: 6

Zutaten:

- 1 Tasse getrocknete braune Linsen (abgespült und abgetropft)
- 1 große Zwiebel (in Scheiben geschnitten)
- 2 Esslöffel Olivenöl
- 4 Tassen Gemüsebrühe
- 2 Karotten (gehackt)
- 2 Selleriestangen (gehackt)
- 2 Knoblauchzehen (gehackt)
- 1 Teelöffel gemahlener Kreuzkümmel
- 1/2 Teelöffel gemahlener Koriander
- Salz und Pfeffer nach Geschmack

Vorbereitung:

- In einem großen Topf Olivenöl bei mittlerer Hitze erhitzen.
- In Scheiben geschnittene Zwiebeln hinzufügen und unter gelegentlichem Rühren kochen, bis sie karamellisiert sind (ca. 20–25 Minuten).
- Gehackten Knoblauch, gemahlenen Kreuzkümmel und gemahlenen Koriander hinzufügen. Weitere 2 Minuten kochen, bis es duftet.
- Linsen, gehackte Karotten, gehackten Sellerie und Gemüsebrühe in den Topf geben.
- Zum Kochen bringen, dann die Hitze reduzieren, abdecken und 20–25 Minuten köcheln lassen, bis die Linsen weich sind.
- Mit Salz und Pfeffer abschmecken.
- Heiß servieren, garniert mit karamellisierten Zwiebeln.

Nährwert (pro Portion):

- Kalorien: 220
- Protein: 13g
- Kohlenhydrate: 36g
- Ballaststoffe: 10 g
- Gesunde Fette: 5g

Spinat- und weiße Bohnensuppe

- Zubereitungszeit: 10 Minuten
- Kochzeit: 20 Minuten
- Portionen: 4

Zutaten:

- 1 Esslöffel Olivenöl
- 1 Zwiebel (gehackt)
- 2 Knoblauchzehen (gehackt)
- 4 Tassen Gemüsebrühe
- 1 Dose (15 Unzen) weiße Bohnen (abgetropft und abgespült)
- 4 Tassen frische Spinatblätter
- Salz und Pfeffer nach Geschmack
- Geriebener Parmesan zum Garnieren (optional)

Vorbereitung:

- In einem großen Topf Olivenöl bei mittlerer Hitze erhitzen.
- Gehackte Zwiebeln dazugeben und 3-4 Minuten anbraten, bis sie glasig sind.

- Den gehackten Knoblauch hinzufügen und weitere 1-2 Minuten anbraten, bis er duftet.
- Gemüsebrühe angießen und zum Kochen bringen.
- Weiße Bohnen und frische Spinatblätter in den Topf geben.
- 10–15 Minuten köcheln lassen, bis der Spinat zusammenfällt und die Bohnen durchgewärmt sind.
- Mit Salz und Pfeffer abschmecken.
- Vor dem Servieren optional mit geriebenem Parmesankäse garnieren.

Nährwert (pro Portion):
- Kalorien: 160
- Protein: 9g
- Kohlenhydrate: 27g
- Ballaststoffe: 6g
- Gesunde Fette: 3g

Brokkoli-Cheddar-Suppe (mit Blumenkohl für Cremigkeit)

- Zubereitungszeit: 15 Minuten
- Kochzeit: 25 Minuten
- Portionen: 4

Zutaten:
- 1 Esslöffel Olivenöl
- 1 Zwiebel (gehackt)
- 2 Knoblauchzehen (gehackt)
- 4 Tassen Gemüsebrühe
- 1 Kopf Blumenkohl (gehackt)
- 4 Tassen Brokkoliröschen
- 1 Tasse geriebener Cheddar-Käse
- Salz und Pfeffer nach Geschmack
- Rote Paprikaflocken zum Garnieren (optional)

Vorbereitung:

- In einem großen Topf Olivenöl bei mittlerer Hitze erhitzen.
- Gehackte Zwiebeln dazugeben und 3-4 Minuten anbraten, bis sie glasig sind.
- Den gehackten Knoblauch hinzufügen und weitere 1-2 Minuten anbraten, bis er duftet.
- Gemüsebrühe angießen und zum Kochen bringen.
- Gehackte Blumenkohl- und Brokkoliröschen in den Topf geben.
- 15–20 Minuten köcheln lassen, bis das Gemüse weich ist.
- Mit einem Stabmixer die Suppe pürieren, bis sie glatt und cremig ist.
- Den geriebenen Cheddar-Käse unterrühren, bis er geschmolzen und glatt ist.
- Mit Salz und Pfeffer abschmecken.
- Vor dem Servieren optional mit roten Paprikaflocken garnieren.

Nährwert (pro Portion):
- Kalorien: 260
- Protein: 13g
- Kohlenhydrate: 17g
- Ballaststoffe: 6g
- Gesunde Fette: 16g

Chipotle-Kürbissuppe

- Zubereitungszeit: 10 Minuten
- Kochzeit: 30 Minuten
- Portionen: 4

Zutaten:
- 2 Esslöffel Olivenöl
- 1 Zwiebel (gehackt)
- 2 Knoblauchzehen (gehackt)
- 1 Dose (15 Unzen) Kürbispüree
- 4 Tassen Gemüsebrühe

- 1 Chipotle-Pfeffer in Adobo-Sauce (gehackt)
- 1 Teelöffel gemahlener Kreuzkümmel
- Salz und Pfeffer nach Geschmack
- 1/2 Tasse griechischer Naturjoghurt (optional, zum Garnieren)

Vorbereitung:

- In einem großen Topf Olivenöl bei mittlerer Hitze erhitzen.
- Gehackte Zwiebeln dazugeben und 3-4 Minuten anbraten, bis sie glasig sind.
- Den gehackten Knoblauch hinzufügen und weitere 1-2 Minuten anbraten, bis er duftet.
- Kürbispüree, Gemüsebrühe, gehackten Chipotle-Pfeffer, gemahlenen Kreuzkümmel, Salz und Pfeffer einrühren.
- Zum Kochen bringen, dann die Hitze reduzieren und 20–25 Minuten köcheln lassen.
- Die Suppe mit einem Stabmixer pürieren, bis eine glatte Masse entsteht.
- Heiß servieren, nach Belieben mit einem Klecks griechischem Naturjoghurt garniert.

Nährwert (pro Portion):

- Kalorien: 120
- Protein: 3g
- Kohlenhydrate: 16g
- Ballaststoffe: 4g
- Gesunde Fette: 6g

Italienische Hochzeitssuppe

- Zubereitungszeit: 15 Minuten
- Kochzeit: 20 Minuten
- Portionen: 6

Zutaten:

- 1 Esslöffel Olivenöl
- 1 kleine Zwiebel (gehackt)
- 2 Knoblauchzehen (gehackt)
- 8 Tassen Hühner- oder Gemüsebrühe
- 1 Tasse kleine Nudeln (z. B. Orzo)
- 1 Tasse gekochte Hühnerfleischbällchen (im Laden gekauft oder hausgemacht)
- 2 Tassen frische Spinatblätter
- Salz und Pfeffer nach Geschmack
- Geriebener Parmesan zum Garnieren (optional)

Vorbereitung:

- In einem großen Topf Olivenöl bei mittlerer Hitze erhitzen.
- Gehackte Zwiebeln dazugeben und 3-4 Minuten anbraten, bis sie glasig sind.
- Den gehackten Knoblauch hinzufügen und weitere 1-2 Minuten anbraten, bis er duftet.
- Mit Hühner- oder Gemüsebrühe aufgießen und zum Kochen bringen.
- Kleine Nudeln dazugeben und nach Packungsanleitung al dente kochen.
- Gekochte Hühnerfleischbällchen und frische Spinatblätter unterrühren.
- Weitere 2-3 Minuten köcheln lassen, bis die Fleischbällchen durchgeheizt sind und der Spinat zusammenfällt.
- Mit Salz und Pfeffer abschmecken.
- Vor dem Servieren optional mit geriebenem Parmesankäse garnieren.

Nährwert (pro Portion):

- Kalorien: 220
- Protein: 12g
- Kohlenhydrate: 20g
- Ballaststoffe: 2g
- Gesunde Fette: 9 g

Marinebohnen-, Knoblauch- und Mangoldsuppe

- Zubereitungszeit: 15 Minuten
- Kochzeit: 30 Minuten
- Portionen: 4

Zutaten:

- 1 Esslöffel Olivenöl
- 1 Zwiebel (gehackt)
- 2 Knoblauchzehen (gehackt)
- 2 Dosen (je 15 Unzen) weiße Bohnen (abgetropft und abgespült)
- 4 Tassen Gemüsebrühe
- 4 Tassen Mangold (gehackt)
- 1 Teelöffel getrockneter Thymian
- Salz und Pfeffer nach Geschmack
- Geriebener Parmesan zum Garnieren (optional)

Vorbereitung:

- In einem großen Topf Olivenöl bei mittlerer Hitze erhitzen.
- Gehackte Zwiebeln dazugeben und 3-4 Minuten anbraten, bis sie glasig sind.
- Den gehackten Knoblauch hinzufügen und weitere 1-2 Minuten anbraten, bis er duftet.
- Weiße Bohnen, Gemüsebrühe, gehackten Mangold, getrockneten Thymian, Salz und Pfeffer hinzufügen.
- Zum Kochen bringen, dann die Hitze reduzieren und 20–25 Minuten köcheln lassen.
- Heiß servieren, nach Belieben mit geriebenem Parmesankäse garniert.

Nährwert (pro Portion):

- Kalorien: 180
- Protein: 9g
- Kohlenhydrate: 30g
- Ballaststoffe: 8g
- Gesunde Fette: 4g

Minestrone-Suppe

- Zubereitungszeit: 15 Minuten
- Kochzeit: 30 Minuten
- Portionen: 6

Zutaten:

- 2 Esslöffel Olivenöl
- 1 Zwiebel (gehackt)
- 2 Knoblauchzehen (gehackt)
- 4 Tassen Gemüsebrühe
- 1 Dose (15 Unzen) gewürfelte Tomaten
- 1 Tasse kleine Nudeln (z. B. Ditalini)
- 1 Dose (15 Unzen) Kidneybohnen (abgetropft und abgespült)
- 2 Karotten (gehackt)
- 2 Selleriestangen (gehackt)
- 1 Zucchini (gehackt)
- 1 Tasse frische Spinatblätter
- 1 Teelöffel getrocknetes Basilikum
- 1 Teelöffel getrockneter Oregano
- Salz und Pfeffer nach Geschmack
- Geriebener Parmesan zum Garnieren (optional)

Vorbereitung:

- In einem großen Topf Olivenöl bei mittlerer Hitze erhitzen.
- Gehackte Zwiebeln dazugeben und 3-4 Minuten anbraten, bis sie glasig sind.
- Den gehackten Knoblauch hinzufügen und weitere 1-2 Minuten anbraten, bis er duftet.
- Mit Gemüsebrühe und gewürfelten Tomaten (mit Saft) aufgießen. Zum Kochen bringen.
- Geben Sie kleine Nudeln, Kidneybohnen, gehackte Karotten,

- gehackten Sellerie und gehackte Zucchini in den Topf.
- Nach den Anweisungen auf der Nudelpackung kochen, bis sie al dente sind.
- Frische Spinatblätter, getrocknetes Basilikum, getrockneten Oregano, Salz und Pfeffer unterrühren.
- Weitere 2-3 Minuten köcheln lassen, bis der Spinat zusammenfällt und die Aromen verschmelzen.
- Vor dem Servieren optional mit geriebenem Parmesankäse garnieren.

Nährwert (pro Portion):
- Kalorien: 250
- Protein: 9g
- Kohlenhydrate: 45g
- Ballaststoffe: 9g
- Gesunde Fette: 6g

Pilz-Gersten-Suppe

- Zubereitungszeit: 15 Minuten
- Kochzeit: 45 Minuten
- Portionen: 6

Zutaten:
- 2 Esslöffel Olivenöl
- 1 Zwiebel (gehackt)
- 2 Knoblauchzehen (gehackt)
- 8 Tassen Gemüsebrühe
- 1 Tasse Graupen
- 8 Unzen Pilze (in Scheiben geschnitten)
- 2 Karotten (gehackt)
- 2 Selleriestangen (gehackt)
- 1 Teelöffel getrockneter Thymian
- Salz und Pfeffer nach Geschmack
- Frische Petersilie zum Garnieren (optional)

Vorbereitung:

- In einem großen Topf Olivenöl bei mittlerer Hitze erhitzen.
- Gehackte Zwiebeln dazugeben und 3-4 Minuten anbraten, bis sie glasig sind.
- Den gehackten Knoblauch hinzufügen und weitere 1-2 Minuten anbraten, bis er duftet.
- Gemüsebrühe angießen und zum Kochen bringen.
- Graupen, geschnittene Pilze, gehackte Karotten, gehackten Sellerie, getrockneten Thymian, Salz und Pfeffer in den Topf geben.
- Reduzieren Sie die Hitze auf einen niedrigen Wert, decken Sie das Ganze ab und lassen Sie es 40–45 Minuten köcheln, bis die Gerste weich ist.
- Heiß servieren, nach Wunsch mit frischer Petersilie garniert.

Nährwert (pro Portion):
- Kalorien: 280
- Protein: 7g
- Kohlenhydrate: 56g
- Ballaststoffe: 11g
- Gesunde Fette: 6g

Butternut-Kürbis-Suppe

- Zubereitungszeit: 15 Minuten
- Kochzeit: 35 Minuten
- Portionen: 4

Zutaten:
- 1 Butternusskürbis (geschält, entkernt und gehackt)
- 1 Zwiebel (gehackt)
- 2 Knoblauchzehen (gehackt)
- 4 Tassen Gemüsebrühe
- 1 Apfel (geschält, entkernt und gehackt)

- 1/2 Teelöffel gemahlener Zimt
- 1/4 Teelöffel gemahlene Muskatnuss
- Salz und Pfeffer nach Geschmack
- Griechischer Joghurt zum Garnieren (optional)

Vorbereitung:

- In einem großen Topf gehackten Butternusskürbis, gehackte Zwiebeln, gehackten Knoblauch und Gemüsebrühe vermengen.
- Zum Kochen bringen, dann die Hitze reduzieren, abdecken und 20–25 Minuten köcheln lassen, bis der Kürbis weich ist.
- Gehackten Apfel, gemahlenen Zimt und gemahlene Muskatnuss in den Topf geben.
- Weitere 10 Minuten köcheln lassen.
- Die Suppe mit einem Stabmixer pürieren, bis eine glatte Masse entsteht.
- Mit Salz und Pfeffer abschmecken.
- Heiß servieren, nach Wunsch mit einem Klecks griechischem Joghurt garniert.

Nährwert (pro Portion):

- Kalorien: 150
- Protein: 2g
- Kohlenhydrate: 37g
- Ballaststoffe: 6g
- Gesunde Fette: 1g

Spinat-Erdbeer-Salat

- Zubereitungszeit: 10 Minuten
- Portionen: 4

Zutaten:

- 6 Tassen frische Spinatblätter
- 1 Tasse geschnittene Erdbeeren
- 1/4 Tasse gehackte Mandeln
- 1/4 Tasse zerbröckelter Feta-Käse
- Balsamico-Vinaigrette-Dressing (nach Geschmack)
- Salz und Pfeffer (nach Geschmack)

Vorbereitung:

- In einer großen Schüssel frischen Spinat, geschnittene Erdbeeren, gehackte Mandeln und zerbröckelten Feta-Käse vermengen.
- Mit Balsamico-Vinaigrette-Dressing beträufeln.
- Mit Salz und Pfeffer abschmecken.
- Mischen und servieren.

Nährwert (pro Portion):

- Kalorien: 120
- Protein: 4g
- Kohlenhydrate: 9g
- Ballaststoffe: 3g
- Gesunde Fette: 8g

Quinoa- und schwarzer Bohnensalat

- Zubereitungszeit: 15 Minuten
- Kochzeit: 15 Minuten
- Portionen: 4

Zutaten:

- 1 Tasse gekochte Quinoa
- 1 Dose (15 Unzen) schwarze Bohnen (abgetropft und abgespült)
- 1 Tasse gewürfelte Paprika (verschiedene Farben)
- 1/2 Tasse gewürfelte rote Zwiebel
- 1/2 Tasse frischer Koriander (gehackt)
- Saft von 2 Limetten
- 2 Esslöffel Olivenöl
- 1 Teelöffel gemahlener Kreuzkümmel
- Salz und Pfeffer nach Geschmack

- Avocadoscheiben zum Garnieren (optional)

Vorbereitung:

- In einer großen Schüssel gekochtes Quinoa, schwarze Bohnen, gewürfelte Paprika, gewürfelte rote Zwiebeln und frischen Koriander vermischen.
- In einer separaten kleinen Schüssel Limettensaft, Olivenöl, gemahlenen Kreuzkümmel, Salz und Pfeffer verrühren.
- Das Dressing über den Salat träufeln und vermischen.
- Nach Belieben mit Avocadoscheiben garnieren.
- Gekühlt servieren.

Nährwert (pro Portion):

- Kalorien: 270
- Protein: 9g
- Kohlenhydrate: 39g
- Ballaststoffe: 9g
- Gesunde Fette: 10g

Gurken- und Tomatensalat

- Zubereitungszeit: 10 Minuten
- Portionen: 4

Zutaten:

- 2 Gurken (in Scheiben geschnitten)
- 2 Tassen Kirschtomaten (halbiert)
- 1/4 Tasse rote Zwiebel (in dünne Scheiben geschnitten)
- 2 Esslöffel frischer Dill (gehackt)
- 2 Esslöffel natives Olivenöl extra
- 2 Esslöffel Rotweinessig
- Salz und Pfeffer nach Geschmack

Vorbereitung:

- In einer großen Schüssel geschnittene Gurken, halbierte Kirschtomaten, dünn geschnittene rote Zwiebeln und gehackten frischen Dill vermengen.
- Mit nativem Olivenöl extra und Rotweinessig beträufeln.
- Mit Salz und Pfeffer abschmecken.
- Mischen und servieren.

Nährwert (pro Portion):

- Kalorien: 70
- Protein: 1g
- Kohlenhydrate: 7g
- Ballaststoffe: 2g
- Gesunde Fette: 5g

geRÖsteter süsser Kartoffelsalat

- Zubereitungszeit: 15 Minuten
- Kochzeit: 30 Minuten
- Portionen: 4

Zutaten:

- 2 große Süßkartoffeln (geschält und gewürfelt)
- 2 Esslöffel Olivenöl
- 1 Teelöffel geräuchertes Paprikapulver
- 1/2 Teelöffel gemahlener Kreuzkümmel
- Salz und Pfeffer nach Geschmack
- 2 Tassen Babyspinatblätter
- 1/4 Tasse zerbröselter Ziegenkäse
- Balsamico-Vinaigrette-Dressing (nach Geschmack)

Vorbereitung:

- Den Ofen auf 220 °C (425 °F) vorheizen.
- In einer Schüssel Süßkartoffelwürfel mit Olivenöl, geräuchertem Paprika, gemahlenem Kreuzkümmel, Salz und Pfeffer vermengen, bis sie bedeckt sind.

- Die Süßkartoffelwürfel auf einem Backblech verteilen und 25–30 Minuten rösten, bis sie zart und leicht knusprig sind.
- In einer großen Schüssel geröstete Süßkartoffeln, Babyspinatblätter und zerbröckelten Ziegenkäse vermengen.
- Mit Balsamico-Vinaigrette-Dressing beträufeln.
- Mischen und servieren.

Nährwert (pro Portion):

- Kalorien: 220
- Protein: 5g
- Kohlenhydrate: 27g
- Ballaststoffe: 4g
- Gesunde Fette: 11g

Brokkoli-Cranberry-Salat

- Zubereitungszeit: 15 Minuten
- Portionen: 4

Zutaten:

- 4 Tassen frische Brokkoliröschen
- 1/2 Tasse getrocknete Preiselbeeren
- 1/4 Tasse gehackte rote Zwiebel
- 1/4 Tasse gehackte Walnüsse
- 1/4 Tasse griechischer Naturjoghurt
- 2 Esslöffel Mayonnaise (oder eine milchfreie Alternative)
- 1 Esslöffel Honig
- 1 Esslöffel Apfelessig
- Salz und Pfeffer nach Geschmack

Vorbereitung:

- In einer großen Schüssel frische Brokkoliröschen, getrocknete Preiselbeeren, gehackte rote Zwiebeln und gehackte Walnüsse vermischen.
- In einer separaten kleinen Schüssel griechischen Naturjoghurt, Mayonnaise, Honig, Apfelessig, Salz und Pfeffer verrühren.
- Das Dressing über den Salat gießen und vermengen.
- Gekühlt servieren.

Nährwert (pro Portion):

- Kalorien: 190
- Protein: 5g
- Kohlenhydrate: 24g
- Ballaststoffe: 5g
- Gesunde Fette: 9 g

Avocado- und Kichererbsensalat

- Zubereitungszeit: 10 Minuten
- Portionen: 4

Zutaten:

- 2 reife Avocados (geschält, entkernt und gewürfelt)
- 1 Dose (15 Unzen) Kichererbsen (abgetropft und abgespült)
- 1/2 Tasse Kirschtomaten (halbiert)
- 1/4 Tasse rote Zwiebel (gehackt)
- 2 Esslöffel frischer Koriander (gehackt)
- Saft von 1 Zitrone
- 2 Esslöffel natives Olivenöl extra
- Salz und Pfeffer nach Geschmack

Vorbereitung:

- In einer großen Schüssel gewürfelte Avocados, Kichererbsen, halbierte Kirschtomaten, gehackte rote Zwiebeln und gehackten frischen Koriander vermischen.
- Den Zitronensaft über den Salat pressen und mit nativem Olivenöl extra beträufeln.
- Mit Salz und Pfeffer abschmecken.
- Mischen und servieren.

Nährwert (pro Portion):

- Kalorien: 260
- Protein: 7g
- Kohlenhydrate: 25g
- Ballaststoffe: 10 g
- Gesunde Fette: 16g

Thunfisch- und weißer Bohnensalat

- Zubereitungszeit: 10 Minuten
- Portionen: 4

Zutaten:

- 2 Dosen (je 15 Unzen) weiße Bohnen (abgetropft und abgespült)
- 2 Dosen (je 5 Unzen) Thunfisch in Wasser (abgetropft)
- 1/4 Tasse rote Zwiebel (gehackt)
- 1/4 Tasse frische Petersilie (gehackt)
- 2 Esslöffel Olivenöl
- Saft von 1 Zitrone
- Salz und Pfeffer nach Geschmack

Vorbereitung:

- In einer großen Schüssel weiße Bohnen, abgetropften Thunfisch, gehackte rote Zwiebeln und gehackte frische Petersilie vermischen.
- Mit Olivenöl und dem Saft einer Zitrone beträufeln.
- Mit Salz und Pfeffer abschmecken.
- Mischen und servieren.

Nährwert (pro Portion):

- Kalorien: 340
- Protein: 32g
- Kohlenhydrate: 36g
- Ballaststoffe: 10 g
- Gesunde Fette: 9 g

Gerösteter Rübensalat mit Ziegenkäse

- Zubereitungszeit: 15 Minuten
- Garzeit: 45 Minuten (zum Rösten von Rüben)
- Portionen: 4

Zutaten:

- 4 mittelgroße Rüben (geschält und gewürfelt)
- 2 Esslöffel Olivenöl
- 4 Tassen gemischtes Gemüse (z. B. Rucola und Babyspinat)
- 1/4 Tasse zerbröselter Ziegenkäse
- 1/4 Tasse gehackte Walnüsse
- Balsamico-Vinaigrette-Dressing (nach Geschmack)
- Salz und Pfeffer nach Geschmack

Vorbereitung:

- Heizen Sie den Ofen auf 400 °F (200 °C) vor.
- Gewürfelte Rüben mit Olivenöl, Salz und Pfeffer vermengen, bis sie bedeckt sind.
- Die Rüben auf einem Backblech verteilen und 40–45 Minuten rösten, bis sie weich sind.
- In einer großen Schüssel geröstete Rüben, gemischtes Gemüse, zerbröckelten Ziegenkäse und gehackte Walnüsse vermischen.
- Mit Balsamico-Vinaigrette-Dressing beträufeln.
- Mischen und servieren.

Nährwert (pro Portion):

- Kalorien: 210
- Protein: 6g
- Kohlenhydrate: 14g
- Ballaststoffe: 4g
- Gesunde Fette: 15g

Truthahn-Taco-Salat mit Zitronen-Avocado-Dressing

- Zubereitungszeit: 20 Minuten
- Kochzeit: 10 Minuten
- Portionen: 4

Zutaten:

Für den Salat:

- 1 Pfund mageres Truthahnhackfleisch
- 1 Päckchen Taco-Gewürz (natriumarm, falls verfügbar)
- 6 Tassen gemischtes Gemüse (z. B. Salat, Spinat)
- 1 Tasse Kirschtomaten (halbiert)
- 1 Tasse schwarze Bohnen (aus der Dose, abgetropft und abgespült)
- 1 Tasse Maiskörner (frisch oder gefroren, aufgetaut)
- 1/2 Tasse rote Zwiebel (gehackt)
- 1/2 Tasse geriebener Cheddar-Käse (optional)
- Geschnittene Jalapeños zum Garnieren (optional)

Für das Zitronen-Avocado-Dressing:

- 1 reife Avocado
- Saft von 2 Zitronen
- 2 Esslöffel griechischer Naturjoghurt
- 2 Esslöffel Olivenöl
- 1 Knoblauchzehe (gehackt)
- Salz und Pfeffer nach Geschmack

Vorbereitung:

Für den Salat:

- In einer Pfanne das magere Putenhackfleisch bei mittlerer Hitze anbraten, bis es braun und durchgegart ist, und es dann in Streusel zerkleinern.
- Taco-Gewürz nach Packungsanleitung unterrühren. Weitere 2 Minuten kochen lassen.
- In einer großen Salatschüssel gemischtes Gemüse, Kirschtomaten, schwarze Bohnen, Maiskörner und gehackte rote Zwiebeln vermischen.

- Falls gewünscht, fügen Sie für zusätzlichen Geschmack geriebenen Cheddar-Käse hinzu.
- Den Salat mit dem gekochten Puten-Taco-Fleisch belegen.

Für das Zitronen-Avocado-Dressing:

- In einem Mixer oder einer Küchenmaschine die reife Avocado, Zitronensaft, griechischen Naturjoghurt, Olivenöl, gehackten Knoblauch, Salz und Pfeffer vermischen.
- Mischen, bis das Dressing glatt und cremig ist.

Montage:

- Das Zitronen-Avocado-Dressing über den Truthahn-Taco-Salat träufeln.
- Bei Bedarf mit geschnittenen Jalapeños garnieren, um dem Gericht den zusätzlichen Kick zu verleihen.
- Den Salat vorsichtig umrühren, um eine gleichmäßige Verteilung des Dressings zu gewährleisten.
- Sofort servieren und genießen!

Nährwert (pro Portion, ohne optionalen Käse):

- Kalorien: 380
- Protein: 25g
- Kohlenhydrate: 30g
- Ballaststoffe: 10 g
- Gesunde Fette: 20g

KAPITEL 14. PFLANZLICHE MAHLZEITEN

Kichererbsen-Gemüse-Pfanne

- Zubereitungszeit: 15 Minuten
- Kochzeit: 15 Minuten
- Portionen: 4

Zutaten:

- 2 Tassen gekochte Kichererbsen (aus der Dose oder getrocknet)
- 2 Tassen gemischtes Gemüse (z. B. Paprika, Brokkoli, Karotten)
- 2 Knoblauchzehen (gehackt)
- 2 Esslöffel natriumarme Sojasauce (oder Tamari für eine glutenfreie Variante)
- 1 Esslöffel Sesamöl
- 1 Teelöffel frischer Ingwer (gerieben)
- Salz und Pfeffer nach Geschmack
- Gekochter brauner Reis oder Quinoa (optional, zum Servieren)

Vorbereitung:

- Sesamöl in einer großen Pfanne oder einem Wok bei mittlerer bis hoher Hitze erhitzen.
- Gehackten Knoblauch und geriebenen Ingwer hinzufügen. 1-2 Minuten unter Rühren braten, bis es duftet.
- Mischgemüse und gekochte Kichererbsen in die Pfanne geben.
- 5–7 Minuten unter Rühren braten, bis das Gemüse zart-knusprig ist.
- Mit natriumarmer Sojasauce aufgießen und weitere 2 Minuten kochen lassen.
- Mit Salz und Pfeffer abschmecken.
- Nach Belieben mit gekochtem braunem Reis oder Quinoa servieren.

Nährwert (pro Portion, ohne Reis oder Quinoa):

- Kalorien: 220
- Protein: 9g
- Kohlenhydrate: 30g
- Ballaststoffe: 8g
- Gesunde Fette: 7g

Linsen-Gemüse-Curry

- Zubereitungszeit: 20 Minuten
- Kochzeit: 30 Minuten
- Portionen: 4

Zutaten:

- 1 Tasse getrocknete grüne oder braune Linsen (abgespült und abgetropft)
- 2 Tassen gemischtes Gemüse (z. B. Blumenkohl, Karotten, Erbsen)
- 1 Zwiebel (gehackt)
- 2 Knoblauchzehen (gehackt)
- 1 Dose (14 Unzen) gewürfelte Tomaten
- 1 Dose (14 Unzen) Kokosmilch
- 2 Esslöffel Currypulver
- 1 Teelöffel gemahlener Kurkuma
- Salz und Pfeffer nach Geschmack
- Gekochter Basmatireis oder Vollkorn-Naan (optional, zum Servieren)

Vorbereitung:

- In einem großen Topf gehackte Zwiebeln und gehackten Knoblauch in etwas Wasser oder Gemüsebrühe bei mittlerer Hitze anbraten, bis sie weich sind.

- Geben Sie gemischtes Gemüse, getrocknete Linsen, gewürfelte Tomaten (mit ihrem Saft) und Kokosmilch in den Topf.
- Currypulver und gemahlene Kurkuma unterrühren.
- Zum Kochen bringen, dann die Hitze reduzieren, abdecken und 25–30 Minuten köcheln lassen, bis die Linsen weich sind.
- Mit Salz und Pfeffer abschmecken.
- Auf Wunsch mit gekochtem Basmatireis oder Vollkorn-Naan servieren.

Nährwert (pro Portion, ohne Reis oder Naan):

- Kalorien: 360
- Protein: 15g
- Kohlenhydrate: 45g
- Ballaststoffe: 13g
- Gesunde Fette: 16g

Mit Quinoa und schwarzen Bohnen gefüllte Paprika

- Zubereitungszeit: 20 Minuten
- Kochzeit: 45 Minuten
- Portionen: 4

Zutaten:

- 4 Paprika (jede Farbe)
- 1 Tasse Quinoa (gekocht)
- 1 Dose (15 Unzen) schwarze Bohnen (abgetropft und abgespült)
- 1 Tasse Maiskörner (frisch oder gefroren, aufgetaut)
- 1 Tasse gewürfelte Tomaten
- 1 Teelöffel Chilipulver
- 1/2 Teelöffel Kreuzkümmel
- Salz und Pfeffer nach Geschmack
- Salsa und Avocadoscheiben zum Garnieren (optional)

Vorbereitung:

- Heizen Sie den Backofen auf 375 °F (190 °C) vor.
- Von den Paprikaschoten den Deckel abschneiden und Kerne und Häutchen entfernen.
- In einer großen Schüssel gekochtes Quinoa, schwarze Bohnen, Maiskörner, Tomatenwürfel, Chilipulver, Kreuzkümmel, Salz und Pfeffer vermischen.
- Füllen Sie jede Paprika mit der Mischung aus Quinoa und schwarzen Bohnen.
- Die gefüllten Paprikaschoten in eine Auflaufform legen und mit Folie abdecken.
- 30-35 Minuten backen oder bis die Paprika weich sind.
- Vor dem Servieren optional mit Salsa und Avocadoscheiben garnieren.

Nährwert (pro Portion):

- Kalorien: 280
- Protein: 12g
- Kohlenhydrate: 53g
- Ballaststoffe: 12g
- Gesunde Fette: 4g

Veganes Kichererbsen-Süßkartoffel-Curry

- Zubereitungszeit: 15 Minuten
- Kochzeit: 30 Minuten
- Portionen: 4

Zutaten:

- 2 Tassen gekochte Kichererbsen (aus der Dose oder getrocknet)

- 2 Tassen Süßkartoffeln (geschält und gewürfelt)
- 1 Dose (14 Unzen) gewürfelte Tomaten
- 1 Dose (14 Unzen) Kokosmilch
- 1 Zwiebel (gehackt)
- 2 Knoblauchzehen (gehackt)
- 2 Teelöffel Currypulver
- 1 Teelöffel gemahlener Koriander
- 1/2 Teelöffel gemahlener Kreuzkümmel
- Salz und Pfeffer nach Geschmack
- Gekochter brauner Reis oder Quinoa (optional, zum Servieren)

Vorbereitung:

- In einem großen Topf gehackte Zwiebeln und gehackten Knoblauch in etwas Wasser oder Gemüsebrühe bei mittlerer Hitze anbraten, bis sie weich sind.
- Gewürfelte Süßkartoffeln dazugeben und 5 Minuten weiterkochen.
- Currypulver, gemahlenen Koriander und gemahlenen Kreuzkümmel unterrühren.
- Gewürfelte Tomaten (mit ihrem Saft), Kokosmilch und gekochte Kichererbsen hinzufügen.
- Zum Kochen bringen, dann die Hitze reduzieren, abdecken und 20–25 Minuten köcheln lassen, bis die Süßkartoffeln weich sind.
- Mit Salz und Pfeffer abschmecken.
- Auf Wunsch mit gekochtem braunem Reis oder Quinoa servieren.

Nährwert (pro Portion, ohne Reis oder Quinoa):

- Kalorien: 350
- Protein: 9g
- Kohlenhydrate: 45g
- Ballaststoffe: 9g
- Gesunde Fette: 16g

Mit Portobello-Pilzen und Spinat gefüllte Paprika

- Zubereitungszeit: 20 Minuten
- Kochzeit: 30 Minuten
- Portionen: 4

Zutaten:

- 4 große Paprika (jede Farbe)
- 4 Portobello-Pilzkappen (Stiele entfernt)
- 2 Tassen frische Spinatblätter
- 1 Tasse gekochte Quinoa
- 1/2 Tasse gewürfelte Tomaten
- 1/4 Tasse rote Zwiebel (gehackt)
- 1/4 Tasse veganer Mozzarella-Käse (optional)
- 2 Esslöffel Balsamico-Essig
- 2 Esslöffel Olivenöl
- 2 Knoblauchzehen (gehackt)
- Salz und Pfeffer nach Geschmack

Vorbereitung:

- Heizen Sie den Backofen auf 375 °F (190 °C) vor.
- Von den Paprikaschoten den Deckel abschneiden und Kerne und Häutchen entfernen.
- In einer großen Pfanne Olivenöl bei mittlerer Hitze erhitzen.
- Den gehackten Knoblauch hinzufügen und 1-2 Minuten anbraten, bis er duftet.
- Portobello-Pilzkappen und Spinatblätter hinzufügen. Kochen, bis der Spinat zusammenfällt.
- In einer großen Schüssel gekochtes Quinoa, gewürfelte Tomaten, gehackte rote Zwiebeln und optional

veganen Mozzarella-Käse vermischen.

- Die gekochte Mischung aus Portobello-Pilzen und Spinat hacken und in die Schüssel geben.
- Mit Balsamico-Essig beträufeln und vermischen.
- Jede Paprika mit der Quinoa-Gemüse-Mischung füllen.
- Die gefüllten Paprikaschoten in eine Auflaufform legen und mit Folie abdecken.
- 25–30 Minuten backen oder bis die Paprika weich sind.

Nährwert (pro Portion):

- Kalorien: 230
- Protein: 8g
- Kohlenhydrate: 31g
- Ballaststoffe: 7g
- Gesunde Fette: 9 g

Veganer Auberginen-Parmesan

- Zubereitungszeit: 30 Minuten
- Kochzeit: 30 Minuten
- Portionen: 4

Zutaten:

- 2 große Auberginen (in 1/2-Zoll-Runden geschnitten)
- 1 Tasse Vollkorn-Semmelbrösel
- 1 Tasse Marinara-Sauce (natriumarm, falls verfügbar)
- 1 Tasse veganer Mozzarella-Käse (gerieben)
- 1/4 Tasse frische Basilikumblätter
- 2 Esslöffel Olivenöl
- Salz und Pfeffer nach Geschmack
- Gekochte Vollkornnudeln (optional, zum Servieren)

Vorbereitung:

- Heizen Sie den Backofen auf 375 °F (190 °C) vor.
- Beide Seiten der Auberginenscheiben mit Olivenöl bestreichen und dann mit Salz und Pfeffer würzen.
- Jede Auberginenscheibe mit Vollkorn-Semmelbröseln bestreichen.
- Die panierten Auberginenscheiben auf einem Backblech anordnen und 15–20 Minuten backen, bis sie weich sind.
- In einer großen Auflaufform eine dünne Schicht Marinara-Sauce verteilen.
- Die Hälfte der gebackenen Auberginenscheiben über die Soße legen.
- Mit mehr Soße und der Hälfte des veganen Mozzarella-Käses belegen.
- Wiederholen Sie den Vorgang mit den restlichen Auberginenscheiben, der Soße und dem Käse.
- Weitere 15–20 Minuten backen, bis der Käse geschmolzen ist und Blasen bildet.
- Mit frischen Basilikumblättern garnieren.
- Auf Wunsch mit gekochten Vollkornnudeln servieren.

Nährwert (pro Portion, ohne Nudeln):

- Kalorien: 260
- Protein: 9g
- Kohlenhydrate: 35g
- Ballaststoffe: 12g
- Gesunde Fette: 9 g

Vegane Linsen- und Gemüsesuppe

- Zubereitungszeit: 15 Minuten
- Kochzeit: 35 Minuten
- Portionen: 6

Zutaten:

- 1 Tasse getrocknete grüne oder braune Linsen (abgespült und abgetropft)
- 1 Zwiebel (gehackt)
- 2 Karotten (gehackt)
- 2 Selleriestangen (gehackt)
- 2 Knoblauchzehen (gehackt)
- 1 Dose (14 Unzen) gewürfelte Tomaten
- 6 Tassen Gemüsebrühe (natriumarm)
- 1 Teelöffel gemahlener Kreuzkümmel
- 1/2 Teelöffel gemahlener Koriander
- 1/2 Teelöffel getrockneter Thymian
- Salz und Pfeffer nach Geschmack
- Frische Petersilie zum Garnieren (optional)

Vorbereitung:

- In einem großen Topf gehackte Zwiebeln, Karotten und Sellerie in etwas Wasser oder Gemüsebrühe bei mittlerer Hitze anbraten, bis sie weich sind.
- Den gehackten Knoblauch hinzufügen und 1-2 Minuten weitergaren, bis er duftet.
- Getrocknete Linsen, gewürfelte Tomaten (mit ihrem Saft), Gemüsebrühe, gemahlenen Kreuzkümmel, gemahlenen Koriander, getrockneten Thymian, Salz und Pfeffer hinzufügen.
- Zum Kochen bringen, dann die Hitze reduzieren, abdecken und 30–35 Minuten köcheln lassen, bis die Linsen weich sind.
- Nach Belieben mit frischer Petersilie garnieren.
- Heiß servieren.

Nährwert (pro Portion):

- Kalorien: 220
- Protein: 13g
- Kohlenhydrate: 38g
- Ballaststoffe: 15 g
- Gesunde Fette: 1g

Veganes Blumenkohl-Kichererbsen-Curry

- Zubereitungszeit: 15 Minuten
- Kochzeit: 30 Minuten
- Portionen: 4

Zutaten:

- 1 Kopf Blumenkohl (in Röschen geschnitten)
- 1 Dose (15 Unzen) Kichererbsen (abgetropft und abgespült)
- 1 Zwiebel (gehackt)
- 2 Knoblauchzehen (gehackt)
- 1 Dose (14 Unzen) gewürfelte Tomaten
- 1 Dose (14 Unzen) Kokosmilch
- 2 Esslöffel Currypulver
- 1 Teelöffel gemahlener Kurkuma
- Salz und Pfeffer nach Geschmack
- Gekochter brauner Reis oder Quinoa (optional, zum Servieren)

Vorbereitung:

- In einem großen Topf gehackte Zwiebeln in etwas Wasser oder

Gemüsebrühe bei mittlerer Hitze anbraten, bis sie weich sind.

- Gehackten Knoblauch hinzufügen und 1-2 Minuten kochen, bis er duftet.
- Blumenkohlröschen, Kichererbsen, Tomatenwürfel (mit ihrem Saft), Kokosmilch, Currypulver, gemahlene Kurkuma, Salz und Pfeffer unterrühren.
- Zum Kochen bringen, dann die Hitze reduzieren, abdecken und 25–30 Minuten köcheln lassen, bis der Blumenkohl weich ist.
- Auf Wunsch mit gekochtem braunem Reis oder Quinoa servieren.

Nährwert (pro Portion, ohne Reis oder Quinoa):

- Kalorien: 280
- Protein: 10g
- Kohlenhydrate: 35g
- Ballaststoffe: 12g
- Gesunde Fette: 14g

Veganes Pilz-Spinat-Risotto

- Zubereitungszeit: 10 Minuten
- Kochzeit: 30 Minuten
- Portionen: 4

Zutaten:

- 2 Tassen Arborio-Reis
- 1 Zwiebel (gehackt)
- 2 Knoblauchzehen (gehackt)
- 8 Unzen Cremini-Pilze (in Scheiben geschnitten)
- 4 Tassen Gemüsebrühe (natriumarm)
- 2 Tassen frische Spinatblätter
- 1/4 Tasse Nährhefe (optional, für einen käsigen Geschmack)
- 2 Esslöffel Olivenöl
- Salz und Pfeffer nach Geschmack

- Frische Petersilie zum Garnieren (optional)

Vorbereitung:

- In einer großen Pfanne Olivenöl bei mittlerer Hitze erhitzen.
- Gehackte Zwiebeln anbraten, bis sie glasig sind.
- Gehackten Knoblauch und geschnittene Cremini-Pilze hinzufügen. Kochen, bis die Pilze weich sind.
- Arborio-Reis einrühren und 1-2 Minuten kochen lassen, bis er leicht geröstet ist.
- Nach und nach eine Tasse Gemüsebrühe hinzufügen und dabei ständig rühren, bis sie absorbiert ist.
- Setzen Sie diesen Vorgang fort, bis der Reis cremig und zart ist (ca. 25–30 Minuten).
- Frische Spinatblätter und ggf. Nährhefe unterrühren.
- Mit Salz und Pfeffer abschmecken.
- Nach Belieben mit frischer Petersilie garnieren.
- Heiß servieren.

Nährwert (pro Portion):

- Kalorien: 350
- Protein: 8g
- Kohlenhydrate: 72g
- Ballaststoffe: 4g
- Gesunde Fette: 6g

Veganes Ratatouille

- Zubereitungszeit: 20 Minuten
- Kochzeit: 40 Minuten
- Portionen: 4

Zutaten:

- 1 Aubergine (gewürfelt)
- 2 Zucchini (in Scheiben geschnitten)

- 2 Paprika (in Scheiben geschnitten)
- 1 Zwiebel (in Scheiben geschnitten)
- 4 Knoblauchzehen (gehackt)
- 1 Dose (14 Unzen) gewürfelte Tomaten
- 2 Esslöffel Olivenöl
- 1 Teelöffel getrocknetes Basilikum
- 1 Teelöffel getrockneter Oregano
- Salz und Pfeffer nach Geschmack
- Frische Basilikumblätter zum Garnieren (optional)

Vorbereitung:

- In einer großen Pfanne Olivenöl bei mittlerer Hitze erhitzen.
- Den gehackten Knoblauch und die in Scheiben geschnittene Zwiebel hinzufügen. Anbraten, bis die Zwiebel weich ist.
- Die gewürfelten Auberginen, geschnittenen Zucchini und geschnittenen Paprika über die Zwiebel und den Knoblauch schichten.
- Gewürfelte Tomaten (mit ihrem Saft) über das Gemüse gießen.
- Streuen Sie getrocknetes Basilikum, getrockneten Oregano, Salz und Pfeffer über die Mischung.
- Abdecken und 30–35 Minuten köcheln lassen, bis das Gemüse weich ist.
- Nach Belieben mit frischen Basilikumblättern garnieren.
- Heiß servieren.

Nährwert (pro Portion):

- Kalorien: 180
- Protein: 4g
- Kohlenhydrate: 30g
- Ballaststoffe: 10 g
- Gesunde Fette: 6g

KAPITEL 15. FISCH UND MEERESFRÜCHTE

Gebackener Tilapia mit Zitronenkräutern

- Zubereitungszeit: 10 Minuten
- Kochzeit: 20 Minuten
- Portionen: 4

Zutaten:

- 4 Tilapiafilets
- 2 Esslöffel Olivenöl
- Saft von 1 Zitrone
- 2 Knoblauchzehen (gehackt)
- 1 Teelöffel getrockneter Oregano
- 1 Teelöffel getrockneter Thymian
- Salz und Pfeffer nach Geschmack
- Zitronenscheiben zum Garnieren (optional)

Vorbereitung:

- Heizen Sie den Backofen auf 375 °F (190 °C) vor.
- In einer kleinen Schüssel Olivenöl, Zitronensaft, gehackten Knoblauch, getrockneten Oregano, getrockneten Thymian, Salz und Pfeffer verrühren.
- Tilapiafilets auf ein mit Backpapier ausgelegtes Backblech legen.
- Die Tilapiafilets mit der Zitronen-Kräutermischung bestreichen.
- Mit einer Gabel 15–20 Minuten backen oder bis der Tilapia leicht zerfällt.
- Nach Belieben mit Zitronenscheiben garnieren.
- Heiß servieren.

Nährwert (pro Portion):

- Kalorien: 180
- Protein: 24g

- Kohlenhydrate: 2g
- Ballaststoffe: 0g
- Gesunde Fette: 9 g

Gebackener Wels mit Pesto

- Zubereitungszeit: 15 Minuten
- Kochzeit: 20 Minuten
- Portionen: 4

Zutaten:

- 4 Welsfilets
- 1/4 Tasse Pestosauce (im Laden gekauft oder hausgemacht)
- 1 Esslöffel Olivenöl
- 1/4 Tasse geriebener Parmesankäse
- Salz und Pfeffer nach Geschmack
- Frische Basilikumblätter zum Garnieren (optional)

Vorbereitung:

- Heizen Sie den Backofen auf 375 °F (190 °C) vor.
- Welsfilets auf ein mit Backpapier ausgelegtes Backblech legen.
- Jedes Filet mit Olivenöl bestreichen.
- Die Pesto-Sauce gleichmäßig auf den Welsfilets verteilen.
- Den geriebenen Parmesankäse darüber streuen.
- Mit Salz und Pfeffer abschmecken.
- 15–20 Minuten backen oder bis der Wels schuppig und durchgegart ist.
- Nach Belieben mit frischen Basilikumblättern garnieren.
- Heiß servieren.

Nährwert (pro Portion):

- Kalorien: 250
- Protein: 24g

- Kohlenhydrate: 2g
- Ballaststoffe: 0g
- Gesunde Fette: 16g

Gebackener Zitronen-Dill-Kabeljau

- Zubereitungszeit: 10 Minuten
- Kochzeit: 15 Minuten
- Portionen: 4

Zutaten:

- 4 Kabeljaufilets
- 2 Esslöffel Olivenöl
- Saft von 1 Zitrone
- 1 Esslöffel frischer Dill (gehackt)
- 2 Knoblauchzehen (gehackt)
- Salz und Pfeffer nach Geschmack
- Zitronenschnitze zum Garnieren (optional)

Vorbereitung:

- Heizen Sie den Backofen auf 375 °F (190 °C) vor.
- In einer kleinen Schüssel Olivenöl, Zitronensaft, gehackten frischen Dill, gehackten Knoblauch, Salz und Pfeffer verrühren.
- Kabeljaufilets auf ein mit Backpapier ausgelegtes Backblech legen.
- Die Kabeljaufilets mit der Zitronen-Dill-Mischung bestreichen.
- Mit einer Gabel 12–15 Minuten backen oder bis sich der Kabeljau leicht lösen lässt.
- Nach Belieben mit Zitronenspalten garnieren.
- Heiß servieren.

Nährwert (pro Portion):

- Kalorien: 190
- Protein: 27g
- Kohlenhydrate: 2g

Gebackener Zitronen-Kräuter-Lachs

- Zubereitungszeit: 10 Minuten
- Kochzeit: 20 Minuten
- Portionen: 4

Zutaten:

- 4 Lachsfilets
- 2 Esslöffel Olivenöl
- Saft von 1 Zitrone
- 2 Knoblauchzehen (gehackt)
- 1 Teelöffel getrockneter Thymian
- 1 Teelöffel getrockneter Rosmarin
- Salz und Pfeffer nach Geschmack
- Zitronenscheiben zum Garnieren (optional)

Vorbereitung:

- Heizen Sie den Backofen auf 375 °F (190 °C) vor.
- In einer kleinen Schüssel Olivenöl, Zitronensaft, gehackten Knoblauch, getrockneten Thymian, getrockneten Rosmarin, Salz und Pfeffer verrühren.
- Lachsfilets auf ein mit Backpapier ausgelegtes Backblech legen.
- Die Lachsfilets mit der Zitronen-Kräutermischung bestreichen.
- Mit einer Gabel 15–20 Minuten backen oder bis sich der Lachs leicht lösen lässt.
- Nach Belieben mit Zitronenscheiben garnieren.
- Heiß servieren.

Nährwert (pro Portion):

- Kalorien: 250

- Protein: 26g
- Kohlenhydrate: 2g
- Ballaststoffe: 0g
- Gesunde Fette: 16g

Gegrillte Garnelenspieße

- Zubereitungszeit: 15 Minuten
- Kochzeit: 6 Minuten
- Portionen: 4

Zutaten:

- 1 Pfund große Garnele (geschält und entdarmt)
- 2 Esslöffel Olivenöl
- Saft von 1 Limette
- 2 Knoblauchzehen (gehackt)
- 1 Teelöffel geräuchertes Paprikapulver
- 1/2 Teelöffel Cayennepfeffer (je nach Geschmack anpassen)
- Salz und Pfeffer nach Geschmack
- Holzspieße (in Wasser eingeweicht)

Vorbereitung:

- In einer Schüssel Olivenöl, Limettensaft, gehackten Knoblauch, geräuchertes Paprikapulver, Cayennepfeffer, Salz und Pfeffer vermischen.
- Die Garnelen auf die eingeweichten Holzspieße stecken.
- Die Garnelenspieße mit der Marinadenmischung bestreichen.
- Den Grill auf mittlere bis hohe Hitze vorheizen.
- Grillen Sie die Garnelenspieße etwa 2-3 Minuten pro Seite oder bis sie rosa und undurchsichtig werden.
- Heiß servieren.

Nährwert (pro Portion):

- Kalorien: 150
- Protein: 22g

- Kohlenhydrate: 2g
- Ballaststoffe: 0g
- Gesunde Fette: 6g

Zitronen-Knoblauch-Butter Kabeljau

- Zubereitungszeit: 10 Minuten
- Kochzeit: 15 Minuten
- Portionen: 4

Zutaten:

- 4 Kabeljaufilets
- 3 Esslöffel ungesalzene Butter
- Saft von 1 Zitrone
- 2 Knoblauchzehen (gehackt)
- 1 Teelöffel getrocknete Petersilie
- Salz und Pfeffer nach Geschmack
- Frische Petersilie zum Garnieren (optional)

Vorbereitung:

- In einer Pfanne Butter bei mittlerer Hitze schmelzen.
- Den gehackten Knoblauch einrühren und 1-2 Minuten kochen, bis er duftet.
- Kabeljaufilets in die Pfanne geben und mit Zitronensaft beträufeln.
- Streuen Sie getrocknete Petersilie, Salz und Pfeffer über die Filets.
- Mit einer Gabel 5–7 Minuten auf jeder Seite anbraten oder bis sich der Kabeljau leicht lösen lässt.
- Nach Belieben mit frischer Petersilie garnieren.
- Heiß servieren.

Nährwert (pro Portion):

- Kalorien: 220
- Protein: 25g

- Kohlenhydrate: 2g
- Ballaststoffe: 0g
- Gesunde Fette: 13g

Gebratenes Thunfischsteak

- Zubereitungszeit: 10 Minuten
- Kochzeit: 6 Minuten
- Portionen: 4

Zutaten:

- 4 Thunfischsteaks (ca. 2,5 cm dick)
- 2 Esslöffel Olivenöl
- 1 Esslöffel Sesamöl
- 2 Esslöffel Sojasauce (natriumarm)
- 1 Esslöffel Honig
- 2 Knoblauchzehen (gehackt)
- 1 Teelöffel geriebener frischer Ingwer
- Salz und Pfeffer nach Geschmack
- Sesamsamen zum Garnieren (optional)

Vorbereitung:

- In einer Schüssel Olivenöl, Sesamöl, Sojasauce, Honig, gehackten Knoblauch, geriebenen Ingwer, Salz und Pfeffer verrühren.
- Legen Sie die Thunfischsteaks in eine flache Schüssel und gießen Sie die Marinade darüber. Lassen Sie sie 10 Minuten lang marinieren.
- Eine Bratpfanne oder Grillpfanne bei starker Hitze erhitzen.
- Nehmen Sie die Thunfischsteaks aus der Marinade und braten Sie sie etwa 2–3 Minuten pro Seite an, um sie mittel-selten zu erhalten (passen Sie die Garzeit Ihren Wünschen an).
- Nach Belieben mit Sesamkörnern garnieren.
- Heiß servieren.

Nährwert (pro Portion):

- Kalorien: 280
- Protein: 32g
- Kohlenhydrate: 5g
- Ballaststoffe: 0g
- Gesunde Fette: 14g

Garnelennudeln mit Knoblauchbutter

- Zubereitungszeit: 15 Minuten
- Kochzeit: 15 Minuten
- Portionen: 4

Zutaten:

- 8 Unzen Vollkornnudeln (oder Nudeln Ihrer Wahl)
- 1 Pfund große Garnele (geschält und entdarmt)
- 4 Esslöffel ungesalzene Butter
- 4 Knoblauchzehen (gehackt)
- 1/4 Tasse frische Petersilie (gehackt)
- Saft von 1 Zitrone
- Salz und Pfeffer nach Geschmack
- Geriebener Parmesan zum Garnieren (optional)

Vorbereitung:

- Nudeln nach Packungsanleitung kochen. Abtropfen lassen und beiseite stellen.
- In einer Pfanne Butter bei mittlerer Hitze schmelzen.
- Den gehackten Knoblauch einrühren und 1-2 Minuten kochen, bis er duftet.
- Garnelen in die Pfanne geben und auf jeder Seite 1–2 Minuten braten, bis sie rosa und undurchsichtig sind.
- Gekochte Nudeln, gehackte frische Petersilie und Zitronensaft in die

Pfanne geben. Zum Kombinieren vermengen.

- Mit Salz und Pfeffer abschmecken.
- Nach Belieben mit geriebenem Parmesankäse garnieren.
- Heiß servieren.

Nährwert (pro Portion):

- Kalorien: 350
- Protein: 25g
- Kohlenhydrate: 30g
- Ballaststoffe: 4g
- Gesunde Fette: 15g

In der Pfanne gebratener Wolfsbarsch mit Zitronen-Kräuter-Sauce

- Zubereitungszeit: 10 Minuten
- Kochzeit: 10 Minuten
- Portionen: 4

Zutaten:

- 4 Wolfsbarschfilets
- 2 Esslöffel Olivenöl
- 2 Esslöffel ungesalzene Butter
- Saft von 1 Zitrone
- 2 Knoblauchzehen (gehackt)
- 1 Teelöffel getrockneter Thymian
- 1 Teelöffel getrockneter Rosmarin
- Salz und Pfeffer nach Geschmack
- Frischer Thymian und Rosmarin zum Garnieren (optional)

Vorbereitung:

- Wolfsbarschfilets mit einem Papiertuch trocken tupfen und mit Salz und Pfeffer würzen.
- In einer Pfanne Olivenöl bei mittlerer bis hoher Hitze erhitzen.
- Die Wolfsbarschfilets in die Pfanne geben und auf jeder Seite etwa 3–4 Minuten anbraten, bis sie goldbraun und durchgegart sind.
- Den Wolfsbarsch aus der Pfanne nehmen und beiseite stellen.
- In derselben Pfanne ungesalzene Butter bei mittlerer Hitze schmelzen.
- Den gehackten Knoblauch einrühren und 1-2 Minuten kochen, bis er duftet.
- Zitronensaft, getrockneten Thymian und getrockneten Rosmarin hinzufügen. Weitere 2 Minuten kochen lassen.
- Die Zitronen-Kräutersauce über die Wolfsbarschfilets gießen.
- Nach Belieben mit frischem Thymian und Rosmarin garnieren.
- Heiß servieren.

Nährwert (pro Portion):

- Kalorien: 260
- Protein: 28g
- Kohlenhydrate: 2g
- Ballaststoffe: 0g
- Gesunde Fette: 15g

Gebackener Kabeljau mit Tomaten-Basilikum-Sauce

- Zubereitungszeit: 15 Minuten
- Kochzeit: 20 Minuten
- Portionen: 4

Zutaten:

- 4 Kabeljaufilets
- 2 Tassen Kirschtomaten (halbiert)
- 1/4 Tasse frische Basilikumblätter (gehackt)
- 2 Knoblauchzehen (gehackt)
- 2 Esslöffel Olivenöl
- Salz und Pfeffer nach Geschmack

- Balsamico-Reduktion zum Beträufeln (optional)

Vorbereitung:

- Heizen Sie den Backofen auf 375 °F (190 °C) vor.
- In einer Schüssel Kirschtomaten, gehacktes frisches Basilikum, gehackten Knoblauch, Olivenöl, Salz und Pfeffer vermischen.
- Kabeljaufilets auf ein mit Backpapier ausgelegtes Backblech legen.
- Belegen Sie jedes Kabeljaufilet mit der Tomaten-Basilikum-Mischung.
- Mit einer Gabel 15–20 Minuten backen oder bis sich der Kabeljau leicht lösen lässt.
- Nach Belieben mit Balsamico-Reduktion beträufeln.
- Heiß servieren.

Nährwert (pro Portion):

- Kalorien: 220
- Protein: 30g
- Kohlenhydrate: 6g
- Ballaststoffe: 1g
- Gesunde Fette: 8g

Gegrillter Schwertfisch mit Mangosalsa

- Zubereitungszeit: 15 Minuten
- Kochzeit: 10 Minuten
- Portionen: 4

Zutaten:

- 4 Schwertfischsteaks
- 2 Esslöffel Olivenöl
- Saft von 1 Limette
- 1 Teelöffel gemahlener Kreuzkümmel
- 1/2 Teelöffel Chilipulver
- Salz und Pfeffer nach Geschmack

Für die Mango-Salsa:

- 2 reife Mangos (geschält, entkernt und gewürfelt)
- 1/2 rote Zwiebel (gehackt)
- 1 rote Paprika (gehackt)
- Saft von 1 Limette
- 2 Esslöffel frischer Koriander (gehackt)
- Salz und Pfeffer nach Geschmack

Vorbereitung:

Für den Schwertfisch:

- In einer Schüssel Olivenöl, Limettensaft, gemahlenen Kreuzkümmel, Chilipulver, Salz und Pfeffer verrühren.
- Legen Sie die Schwertfischsteaks in eine flache Schüssel und gießen Sie die Marinade darüber. Lassen Sie sie 10 Minuten lang marinieren.
- Den Grill auf mittlere bis hohe Hitze vorheizen.
- Grillen Sie die Schwertfischsteaks etwa 3–4 Minuten pro Seite oder bis sie gar sind und Grillspuren aufweisen.
- Heiß mit Mangosalsa servieren.

Für die Mango-Salsa:

- In einer Schüssel gewürfelte Mangos, gehackte rote Zwiebeln, gehackte rote Paprika, Limettensaft, frischen Koriander, Salz und Pfeffer vermischen.
- Zum Kombinieren vermengen.
- Servieren Sie den gegrillten Schwertfisch mit einem großzügigen Löffel Mangosalsa darüber.

Nährwert (pro Portion):

- Kalorien: 330
- Protein: 28g
- Kohlenhydrate: 20g

- Ballaststoffe: 3g
- Gesunde Fette: 16g

Zitronen-Knoblauch-Garnelen und Spargel

- Zubereitungszeit: 15 Minuten
- Kochzeit: 15 Minuten
- Portionen: 4

Zutaten:

- 1 Pfund große Garnele (geschält und entdarmt)
- 1 Bund Spargelstangen (zugeschnitten)
- 4 Knoblauchzehen (gehackt)
- 2 Esslöffel Olivenöl
- Saft von 1 Zitrone
- 1 Teelöffel getrockneter Oregano
- Salz und Pfeffer nach Geschmack
- Zitronenscheiben zum Garnieren (optional)

Vorbereitung:

- In einer Pfanne Olivenöl bei mittlerer bis hoher Hitze erhitzen.
- Gehackten Knoblauch hinzufügen und 1-2 Minuten kochen, bis er duftet.
- Garnelen in die Pfanne geben und auf jeder Seite 2-3 Minuten braten, bis sie rosa und undurchsichtig sind.
- Garnelen aus der Pfanne nehmen und beiseite stellen.
- Geben Sie die geschnittenen Spargelstangen in die gleiche Pfanne und kochen Sie sie 5–7 Minuten lang oder bis sie zart-knusprig sind.
- Geben Sie die gekochten Garnelen zurück in die Pfanne.

- Mit Zitronensaft beträufeln, getrockneten Oregano, Salz und Pfeffer über die Mischung streuen.
- Zum Kombinieren vermengen.
- Nach Belieben mit Zitronenscheiben garnieren.
- Heiß servieren.

Nährwert (pro Portion):

- Kalorien: 180
- Protein: 25g
- Kohlenhydrate: 6g
- Ballaststoffe: 3g
- Gesunde Fette: 8g

Gebackener Wels nach Cajun-Art

- Zubereitungszeit: 15 Minuten
- Kochzeit: 20 Minuten
- Portionen: 4

Zutaten:

- 4 Welsfilets
- 2 Esslöffel Olivenöl
- 1 Esslöffel Cajun-Gewürz (natriumarm)
- 1 Teelöffel Paprika
- 1/2 Teelöffel Knoblauchpulver
- 1/2 Teelöffel Zwiebelpulver
- Salz und Pfeffer nach Geschmack
- Zitronenschnitze zum Garnieren (optional)

Vorbereitung:

- Heizen Sie den Backofen auf 375 °F (190 °C) vor.
- In einer kleinen Schüssel Olivenöl, Cajun-Gewürz, Paprika, Knoblauchpulver, Zwiebelpulver, Salz und Pfeffer vermischen.
- Beide Seiten der Welsfilets mit der Gewürzmischung bestreichen.

- Welsfilets auf ein mit Backpapier ausgelegtes Backblech legen.
- 15–20 Minuten backen oder bis der Wels schuppig und durchgegart ist.
- Nach Belieben mit Zitronenspalten garnieren.
- Heiß servieren.

Nährwert (pro Portion):
- Kalorien: 200
- Protein: 25g
- Kohlenhydrate: 2g
- Ballaststoffe: 0g
- Gesunde Fette: 10g

Kokosgarnelen mit Mangosalsa

- Zubereitungszeit: 20 Minuten
- Kochzeit: 10 Minuten
- Portionen: 4

Zutaten:
- 1 Pfund große Garnele (geschält und entdarmt)
- 1 Tasse ungesüßte Kokosraspeln
- 1/2 Tasse Vollkornmehl
- 2 große Eier
- 1/4 Tasse ungesüßte Kokosmilch
- 1/2 Teelöffel Paprika
- 1/2 Teelöffel Knoblauchpulver
- Salz und Pfeffer nach Geschmack
- Kochspray (zum Backen)
- Limettenschnitze zum Garnieren (optional)

Für die Mango-Salsa:
- 2 reife Mangos (geschält, entkernt und gewürfelt)
- 1/2 rote Zwiebel (gehackt)
- 1/2 rote Paprika (gehackt)
- Saft von 2 Limetten
- 2 Esslöffel frischer Koriander (gehackt)
- Salz und Pfeffer nach Geschmack

Vorbereitung:

Für die Kokosgarnelen:
- Den Ofen auf 220 °C (425 °F) vorheizen.
- In einer Schüssel Kokosraspeln, Vollkornmehl, Paprika, Knoblauchpulver, Salz und Pfeffer vermischen.
- In einer anderen Schüssel Eier und ungesüßte Kokosmilch verquirlen.
- Tauchen Sie jede Garnele in die Eimischung und bestreichen Sie sie dann mit der Kokosnussmischung.
- Die beschichteten Garnelen auf ein mit Backpapier ausgelegtes Backblech legen.
- Besprühen Sie die Garnelen leicht mit Kochspray.
- 10–12 Minuten backen oder bis die Garnelen goldbraun und gar sind.
- Heiß mit Mangosalsa und Limettenspalten servieren.

Für die Mango-Salsa:
- In einer Schüssel gewürfelte Mangos, gehackte rote Zwiebeln, gehackte rote Paprika, Limettensaft, frischen Koriander, Salz und Pfeffer vermischen.
- Zum Kombinieren vermengen.
- Mit Kokosgarnelen servieren.

Nährwert (pro Portion):
- Kalorien: 350
- Protein: 20g
- Kohlenhydrate: 35g
- Ballaststoffe: 6g
- Gesunde Fette: 17g

Jakobsmuscheln mit Knoblauchbutter

- Zubereitungszeit: 10 Minuten
- Kochzeit: 5 Minuten
- Portionen: 4

Zutaten:

- 1 Pfund große Jakobsmuscheln
- 4 Esslöffel ungesalzene Butter
- 4 Knoblauchzehen (gehackt)
- Saft von 1 Zitrone
- 1 Esslöffel gehackte frische Petersilie (optional)
- Salz und Pfeffer nach Geschmack

Vorbereitung:

- Jakobsmuscheln mit einem Papiertuch trocken tupfen und mit Salz und Pfeffer würzen.
- In einer Pfanne ungesalzene Butter bei mittlerer bis hoher Hitze schmelzen.
- Gehackten Knoblauch hinzufügen und 1-2 Minuten kochen, bis er duftet.
- Jakobsmuscheln in die Pfanne geben und auf jeder Seite etwa 1–2 Minuten anbraten, bis sie goldbraun und gar sind.
- Mit Zitronensaft beträufeln.
- Nach Belieben mit gehackter frischer Petersilie garnieren.
- Heiß servieren.

Nährwert (pro Portion):

- Kalorien: 190
- Protein: 21g
- Kohlenhydrate: 4g
- Ballaststoffe: 0g
- Gesunde Fette: 10g

Garnelen-Brokkoli-Pfanne

- Zubereitungszeit: 15 Minuten
- Kochzeit: 15 Minuten
- Portionen: 4

Zutaten:

- 1 Pfund große Garnele (geschält und entdarmt)
- 2 Tassen Brokkoliröschen
- 1 rote Paprika (in Scheiben geschnitten)
- 4 Knoblauchzehen (gehackt)
- 2 Esslöffel natriumarme Sojasauce
- 1 Esslöffel Austernsauce
- 1 Teelöffel Maisstärke
- 1 Teelöffel Sesamöl
- 1/2 Teelöffel geriebener frischer Ingwer
- Salz und Pfeffer nach Geschmack
- Gekochter brauner Reis (optional, zum Servieren)

Vorbereitung:

- In einer Schüssel natriumarme Sojasauce, Austernsauce, Maisstärke, Sesamöl, geriebenen frischen Ingwer, Salz und Pfeffer verrühren. Beiseite legen.
- Erhitzen Sie eine große Pfanne oder einen Wok bei starker Hitze.
- Fügen Sie Garnelen hinzu und braten Sie sie 2-3 Minuten lang oder bis sie rosa und undurchsichtig werden. Aus der Pfanne nehmen und beiseite stellen.
- In derselben Pfanne Brokkoliröschen und rote Paprika hinzufügen. 3–4 Minuten unter Rühren braten, bis das Gemüse zart-knusprig ist.
- Gehackten Knoblauch hinzufügen und weitere 1–2 Minuten braten.

- Geben Sie die gekochten Garnelen zurück in die Pfanne.
- Gießen Sie die Saucenmischung über die Garnelen und das Gemüse. Weitere 1-2 Minuten kochen lassen, dabei umrühren, um alles gleichmäßig zu bedecken.
- Heiß servieren, optional mit gekochtem braunem Reis.

Nährwert (pro Portion, ohne Reis):
- Kalorien: 170
- Protein: 25g
- Kohlenhydrate: 8g
- Ballaststoffe: 3g
- Gesunde Fette: 4g

Cajun-Garnelen-Wurst-Pfanne

- Zubereitungszeit: 10 Minuten
- Kochzeit: 20 Minuten
- Portionen: 4

Zutaten:
- 1 Pfund große Garnele (geschält und entdarmt)
- 1 Pfund Puten- oder Hühnerwurst (in Scheiben geschnitten)
- 1 Zwiebel (gehackt)
- 1 rote Paprika (gehackt)
- 1 grüne Paprika (gehackt)
- 4 Knoblauchzehen (gehackt)
- 1 Esslöffel Olivenöl
- 2 Teelöffel Cajun-Gewürz (natriumarm)
- 1/2 Teelöffel Paprika
- Salz und Pfeffer nach Geschmack
- Frische Petersilie zum Garnieren (optional)
- Gekochter Quinoa oder brauner Reis (optional, zum Servieren)

Vorbereitung:
- In einer großen Pfanne Olivenöl bei mittlerer bis hoher Hitze erhitzen.
- Gehackte Zwiebeln, rote Paprika und grüne Paprika hinzufügen. 3–4 Minuten anbraten, bis es weich ist.
- Den gehackten Knoblauch hinzufügen und weitere 1-2 Minuten kochen, bis er duftet.
- Die Wurstscheiben in die Pfanne geben und 5–6 Minuten braten, bis sie braun sind.
- Streuen Sie Cajun-Gewürz, Paprika, Salz und Pfeffer über die Mischung.
- Fügen Sie Garnelen hinzu und kochen Sie sie 2–3 Minuten pro Seite oder bis sie rosa und undurchsichtig werden.
- Nach Belieben mit frischer Petersilie garnieren.
- Heiß servieren, wahlweise mit gekochtem Quinoa oder braunem Reis.

Nährwert (pro Portion, ohne Reis):
- Kalorien: 290
- Protein: 32g
- Kohlenhydrate: 11g
- Ballaststoffe: 3g
- Gesunde Fette: 12g

Hummerschwänze mit Zitronen-Knoblauch-Butter

- Zubereitungszeit: 10 Minuten
- Kochzeit: 15 Minuten
- Portionen: 4

Zutaten:
- 4 Hummerschwänze
- 4 Esslöffel ungesalzene Butter
- 4 Knoblauchzehen (gehackt)

- Saft von 1 Zitrone
- 1 Esslöffel gehackte frische Petersilie (optional)
- Salz und Pfeffer nach Geschmack

Vorbereitung:

- Den Ofen auf 220 °C (425 °F) vorheizen.
- Schneiden Sie mit einer Küchenschere die obere Schale jedes Hummerschwanzes durch und enden Sie dabei am Schwanzansatz.
- Spreizen Sie die Schalen vorsichtig auseinander, um das Hummerfleisch freizulegen, ohne es zu lösen.
- Legen Sie die Hummerschwänze auf ein Backblech.
- In einem kleinen Topf ungesalzene Butter bei schwacher Hitze schmelzen.
- Den gehackten Knoblauch einrühren und 1-2 Minuten kochen, bis er duftet.
- Die Knoblauchbutter über die Hummerschwänze träufeln.
- Den Zitronensaft über die Hummerschwänze pressen und mit Salz und Pfeffer würzen.
- 12–15 Minuten backen oder bis das Hummerfleisch undurchsichtig und leicht gebräunt ist.
- Nach Belieben mit gehackter frischer Petersilie garnieren.
- Heiß servieren.

Nährwert (pro Portion):

- Kalorien: 160
- Protein: 18g
- Kohlenhydrate: 2g
- Ballaststoffe: 0g
- Gesunde Fette: 9 g

Gebratenes Hähnchen mit Zitronenkräutern

- Zubereitungszeit: 15 Minuten
- Kochzeit: 1 Stunde
- Portionen: 4

Zutaten:

- 1 ganzes Huhn (ca. 4 Pfund)
- 2 Esslöffel Olivenöl
- Saft von 1 Zitrone
- 2 Knoblauchzehen (gehackt)
- 1 Teelöffel getrockneter Thymian
- 1 Teelöffel getrockneter Rosmarin
- Salz und Pfeffer nach Geschmack
- Frische Kräuter zum Garnieren (optional)

Vorbereitung:

- Heizen Sie den Backofen auf 375 °F (190 °C) vor.
- In einer kleinen Schüssel Olivenöl, Zitronensaft, gehackten Knoblauch, getrockneten Thymian, getrockneten Rosmarin, Salz und Pfeffer verrühren.
- Legen Sie das ganze Hähnchen in einen Bräter.
- Bestreichen Sie das Hähnchen mit der Zitronen-Kräuter-Mischung und achten Sie darauf, dass es gleichmäßig bedeckt ist.
- Braten Sie das Hähnchen im vorgeheizten Ofen etwa 1 Stunde lang oder bis die Innentemperatur 74 °C (165 °F) erreicht und die Haut goldbraun ist.

- Lassen Sie das Huhn einige Minuten ruhen, bevor Sie es tranchieren.
- Nach Belieben mit frischen Kräutern garnieren.
- Heiß servieren.

Nährwert (pro Portion):

- Kalorien: 350
- Protein: 32g
- Kohlenhydrate: 1g
- Ballaststoffe: 0g
- Gesunde Fette: 24g

Putenbrust mit Kräutern

- Zubereitungszeit: 15 Minuten
- Kochzeit: 1 Stunde 30 Minuten
- Portionen: 4

Zutaten:

- 1 Putenbrust (ca. 2–3 Pfund)
- 2 Esslöffel Olivenöl
- 1 Esslöffel frischer Rosmarin (gehackt)
- 1 Esslöffel frischer Thymian (gehackt)
- 2 Knoblauchzehen (gehackt)
- Salz und Pfeffer nach Geschmack
- Zitronenschnitze zum Garnieren (optional)

Vorbereitung:

- Heizen Sie den Ofen auf 350 °F (175 °C) vor.
- In einer kleinen Schüssel Olivenöl, gehackten frischen Rosmarin, gehackten frischen Thymian, gehackten Knoblauch, Salz und Pfeffer vermischen.

- Legen Sie die Putenbrust in einen Bräter.
- Bestreichen Sie die Putenbrust mit der Kräutermischung und achten Sie darauf, dass sie gleichmäßig bedeckt ist.
- Braten Sie die Putenbrust im vorgeheizten Ofen etwa 1 Stunde und 30 Minuten lang oder bis die Innentemperatur 165 °F (74 °C) erreicht.
- Lassen Sie die Putenbrust einige Minuten ruhen, bevor Sie sie in Scheiben schneiden.
- Nach Belieben mit Zitronenspalten garnieren.
- Heiß servieren.

Nährwert (pro Portion):
- Kalorien: 250
- Protein: 30g
- Kohlenhydrate: 0g
- Ballaststoffe: 0g
- Gesunde Fette: 13g

Mit Balsamico glasierte Hähnchenschenkel

- Zubereitungszeit: 10 Minuten
- Kochzeit: 25 Minuten
- Portionen: 4

Zutaten:
- 4 Hähnchenschenkel mit Knochen und Haut
- 1/4 Tasse Balsamico-Essig
- 2 Esslöffel Olivenöl
- 2 Esslöffel Honig (oder ein Zuckerersatz für einen geringeren Zuckergehalt)
- 2 Knoblauchzehen (gehackt)
- Salz und Pfeffer nach Geschmack
- Frische Petersilie zum Garnieren (optional)

Vorbereitung:
- Den Ofen auf 220 °C (425 °F) vorheizen.
- In einem kleinen Topf Balsamico-Essig, Olivenöl, Honig, gehackten Knoblauch, Salz und Pfeffer vermischen.
- Erhitzen Sie die Mischung bei mittlerer Hitze, bis sie zu köcheln beginnt, reduzieren Sie dann die Hitze und lassen Sie sie 3–4 Minuten köcheln, bis sie leicht eindickt.
- Hähnchenschenkel in eine Auflaufform legen.
- Die Hähnchenschenkel mit der Balsamico-Glasur bestreichen und etwas für später aufbewahren.
- Braten Sie das Hähnchen im vorgeheizten Ofen 20–25 Minuten lang oder bis das Hähnchen gar ist und die Haut knusprig ist.
- Während der letzten 5 Minuten des Garvorgangs mit der restlichen Balsamico-Glasur bestreichen.
- Nach Belieben mit frischer Petersilie garnieren.
- Heiß servieren.

Nährwert (pro Portion):
- Kalorien: 280
- Protein: 24g
- Kohlenhydrate: 9g
- Ballaststoffe: 0g
- Gesunde Fette: 16g

Gebratene Putenkeulen mit Knoblauch und Kräutern

- Zubereitungszeit: 15 Minuten

- Kochzeit: 1 Stunde 30 Minuten
- Portionen: 4

Zutaten:

- 4 Putenkeulen
- 2 Esslöffel Olivenöl
- 4 Knoblauchzehen (gehackt)
- 1 Esslöffel frischer Salbei (gehackt)
- 1 Esslöffel frischer Thymian (gehackt)
- Salz und Pfeffer nach Geschmack
- Zitronenschnitze zum Garnieren (optional)

Vorbereitung:

- Heizen Sie den Ofen auf 350 °F (175 °C) vor.
- In einer kleinen Schüssel Olivenöl, gehackten Knoblauch, gehackten frischen Salbei, gehackten frischen Thymian, Salz und Pfeffer vermischen.
- Legen Sie die Putenkeulen in einen Bräter.
- Bestreichen Sie die Putenkeulen mit der Kräutermischung und achten Sie darauf, dass sie gleichmäßig bedeckt sind.
- Braten Sie die Putenkeulen im vorgeheizten Ofen etwa 1 Stunde und 30 Minuten lang oder bis die Innentemperatur 165 °F (74 °C) erreicht.
- Lassen Sie die Putenkeulen vor dem Servieren einige Minuten ruhen.
- Nach Belieben mit Zitronenspalten garnieren.
- Heiß servieren.

Nährwert (pro Portion):

- Kalorien: 320
- Protein: 40g
- Kohlenhydrate: 0g
- Ballaststoffe: 0g
- Gesunde Fette: 17g

Mit Zitronen-Rosmarin geröstete Cornish-Hühner

- Zubereitungszeit: 20 Minuten
- Kochzeit: 1 Stunde
- Portionen: 4

Zutaten:

- 2 Hühner aus Cornwall
- 2 Esslöffel Olivenöl
- Saft von 1 Zitrone
- 1 Esslöffel frischer Rosmarin (gehackt)
- 2 Knoblauchzehen (gehackt)
- Salz und Pfeffer nach Geschmack
- Frische Rosmarinzweige zum Garnieren (optional)

Vorbereitung:

- Heizen Sie den Backofen auf 375 °F (190 °C) vor.
- In einer kleinen Schüssel Olivenöl, Zitronensaft, gehackten frischen Rosmarin, gehackten Knoblauch, Salz und Pfeffer verrühren.
- Legen Sie die Cornish-Hühner in eine Bratpfanne.
- Bestreichen Sie die Hühner aus Cornwall mit der Zitronen-Rosmarin-Mischung und achten Sie darauf, dass sie gleichmäßig bedeckt sind.
- Braten Sie die Hühner aus Cornwall etwa eine Stunde lang im vorgeheizten Ofen oder bis die Innentemperatur 74 °C (165 °F) erreicht und die Haut goldbraun ist.

- Lassen Sie die Hühner aus Cornwall vor dem Servieren einige Minuten ruhen.
- Nach Belieben mit frischen Rosmarinzweigen garnieren.
- Heiß servieren.

Nährwert (pro Portion):
- Kalorien: 340
- Protein: 45g
- Kohlenhydrate: 0g
- Ballaststoffe: 0g
- Gesunde Fette: 17g

Koriander-Limetten-Hähnchen

- Zubereitungszeit: 15 Minuten
- Kochzeit: 20 Minuten
- Portionen: 4

Zutaten:
- 4 Hähnchenbrustfilets ohne Knochen und Haut
- 2 Esslöffel Olivenöl
- Saft von 2 Limetten
- 1/4 Tasse frischer Koriander (gehackt)
- 2 Knoblauchzehen (gehackt)
- 1 Teelöffel Kreuzkümmel
- Salz und Pfeffer nach Geschmack
- Limettenschnitze zum Garnieren (optional)

Vorbereitung:
- In einer kleinen Schüssel Olivenöl, Limettensaft, gehackten frischen Koriander, gehackten Knoblauch, Kreuzkümmel, Salz und Pfeffer vermischen.
- Legen Sie die Hähnchenbrust in eine flache Schüssel und gießen Sie die Koriander-Limetten-Mischung darüber.
- Mindestens 15 Minuten marinieren.
- Einen Grill oder eine Grillpfanne bei mittlerer bis hoher Hitze vorheizen.
- Grillen Sie das Hähnchen 6–8 Minuten pro Seite oder bis es gar ist und Grillspuren aufweist.
- Nach Belieben mit Limettenschnitzen garnieren.
- Heiß servieren.

Nährwert (pro Portion):
- Kalorien: 240
- Protein: 25g
- Kohlenhydrate: 4g
- Ballaststoffe: 1g
- Gesunde Fette: 14g

Mediterrane gefüllte Hähnchenbrust

- Zubereitungszeit: 20 Minuten
- Kochzeit: 30 Minuten
- Portionen: 4

Zutaten:
- 4 Hähnchenbrustfilets ohne Knochen und Haut
- 1/2 Tasse Spinat (gehackt)
- 1/4 Tasse sonnengetrocknete Tomaten (gehackt)
- 1/4 Tasse Feta-Käse (zerbröselt)
- 2 Knoblauchzehen (gehackt)
- 1 Esslöffel Olivenöl
- 1 Teelöffel getrockneter Oregano
- Salz und Pfeffer nach Geschmack
- Zitronenschnitze zum Garnieren (optional)

Vorbereitung:
- Heizen Sie den Backofen auf 375 °F (190 °C) vor.

- In einer Schüssel gehackten Spinat, gehackte sonnengetrocknete Tomaten, zerbröckelten Feta-Käse, gehackten Knoblauch, Olivenöl, getrockneten Oregano, Salz und Pfeffer vermischen.
- Schneiden Sie in jede Hähnchenbrust eine Tasche, ohne sie ganz durchzuschneiden.
- Jede Hähnchenbrust mit der Spinat-Feta-Mischung füllen.
- Die Außenseite der Hähnchenbrüste zusätzlich mit Salz und Pfeffer würzen.
- Erhitzen Sie eine ofenfeste Pfanne bei mittlerer bis hoher Hitze und braten Sie die Hähnchenbrüste 2–3 Minuten pro Seite an.
- Übertragen Sie die Pfanne in den vorgeheizten Ofen und backen Sie sie 20–25 Minuten lang oder bis das Hähnchen gar ist.
- Nach Belieben mit Zitronenspalten garnieren.
- Heiß servieren.

Nährwert (pro Portion):
- Kalorien: 290
- Protein: 35g
- Kohlenhydrate: 4g
- Ballaststoffe: 1g
- Gesunde Fette: 14g

Putenschnitzel mit Kräuterkruste

- Zubereitungszeit: 15 Minuten
- Kochzeit: 15 Minuten
- Portionen: 4

Zutaten:
- 4 Putenschnitzel
- 1/4 Tasse Vollkorn-Semmelbrösel
- 1/4 Tasse geriebener Parmesankäse
- 1 Esslöffel frische Petersilie (gehackt)
- 1 Esslöffel frischer Thymian (gehackt)
- 2 Knoblauchzehen (gehackt)
- 1 Esslöffel Olivenöl
- 1 Ei (verquirlt)
- Salz und Pfeffer nach Geschmack
- Zitronenschnitze zum Garnieren (optional)

Vorbereitung:
- In einer flachen Schüssel Vollkorn-Semmelbrösel, geriebenen Parmesan, gehackte frische Petersilie, gehackten frischen Thymian, gehackten Knoblauch, Salz und Pfeffer vermischen.
- Tauchen Sie jedes Putenschnitzel in das verquirlte Ei und lassen Sie überschüssiges Ei abtropfen.
- Drücken Sie jedes Putenschnitzel in die Semmelbröselmischung und bedecken Sie beide Seiten gleichmäßig.
- Olivenöl in einer großen Pfanne bei mittlerer bis hoher Hitze erhitzen.
- Die panierten Putenschnitzel in die Pfanne geben und auf jeder Seite 3–4 Minuten braten, bis sie goldbraun und durchgegart sind.
- Die Putenschnitzel auf einen Servierteller geben.
- Nach Belieben mit Zitronenspalten garnieren.
- Heiß servieren.

Nährwert (pro Portion):
- Kalorien: 250
- Protein: 32g

- Kohlenhydrate: 9g
- Ballaststoffe: 2g
- Gesunde Fette: 9 g

Rindfleisch-Brokkoli-Pfanne

- Zubereitungszeit: 15 Minuten
- Kochzeit: 15 Minuten
- Portionen: 4

Zutaten:

- 1 Pfund mageres Rindfleisch (Lendensteak oder Flanksteak, in dünne Scheiben geschnitten)
- 2 Tassen Brokkoliröschen
- 1 rote Paprika (in Scheiben geschnitten)
- 4 Knoblauchzehen (gehackt)
- 2 Esslöffel natriumarme Sojasauce
- 1 Esslöffel Austernsauce
- 1 Teelöffel Maisstärke
- 1 Teelöffel Sesamöl
- 1/2 Teelöffel geriebener frischer Ingwer
- Salz und Pfeffer nach Geschmack
- Gekochter brauner Reis (optional, zum Servieren)

Vorbereitung:

- In einer Schüssel natriumarme Sojasauce, Austernsauce, Maisstärke, Sesamöl, geriebenen frischen Ingwer, Salz und Pfeffer verrühren. Beiseite legen.
- Erhitzen Sie eine große Pfanne oder einen Wok bei starker Hitze.
- Fügen Sie geschnittenes Rindfleisch hinzu und braten Sie es 2-3 Minuten lang oder bis es gebräunt und auf den gewünschten Gargrad gegart ist. Aus der Pfanne nehmen und beiseite stellen.

- In derselben Pfanne Brokkoliröschen und rote Paprika hinzufügen. 3–4 Minuten unter Rühren braten, bis das Gemüse zart-knusprig ist.
- Gehackten Knoblauch hinzufügen und weitere 1–2 Minuten braten.
- Geben Sie das gekochte Rindfleisch wieder in die Pfanne.
- Gießen Sie die Saucenmischung über das Rindfleisch und das Gemüse. Weitere 1-2 Minuten kochen lassen, dabei umrühren, um alles gleichmäßig zu bedecken.
- Heiß servieren, optional mit gekochtem braunem Reis.

Nährwert (pro Portion, ohne Reis):

- Kalorien: 220
- Protein: 26g
- Kohlenhydrate: 9g
- Ballaststoffe: 3g
- Gesunde Fette: 9 g

In Kräutern gebratenes Schweinefilet

- Zubereitungszeit: 15 Minuten
- Kochzeit: 25 Minuten
- Portionen: 4

Zutaten:

- 1 Pfund Schweinefilet
- 2 Esslöffel Olivenöl
- 2 Teelöffel getrockneter Rosmarin
- 2 Teelöffel getrockneter Thymian
- 2 Knoblauchzehen (gehackt)
- Salz und Pfeffer nach Geschmack
- Zitronenschnitze zum Garnieren (optional)

Vorbereitung:

- Den Ofen auf 220 °C (425 °F) vorheizen.

- In einer kleinen Schüssel Olivenöl, getrockneten Rosmarin, getrockneten Thymian, gehackten Knoblauch, Salz und Pfeffer vermischen.
- Reiben Sie das Schweinefilet mit der Kräutermischung ein und achten Sie darauf, dass es gleichmäßig bedeckt ist.
- Legen Sie das Schweinefilet auf ein mit Backpapier ausgelegtes Backblech.
- Im vorgeheizten Ofen etwa 25 Minuten braten oder bis das Schweinefleisch eine Innentemperatur von 145 °F (63 °C) erreicht.
- Lassen Sie das Schweinefleisch einige Minuten ruhen, bevor Sie es in Scheiben schneiden.
- Nach Belieben mit Zitronenspalten garnieren.
- Heiß servieren.

Nährwert (pro Portion):
- Kalorien: 220
- Protein: 26g
- Kohlenhydrate: 1g
- Ballaststoffe: 0g
- Gesunde Fette: 11g

Mit Rosmarin und Knoblauch gegrillte Lammkoteletts

- Zubereitungszeit: 15 Minuten
- Kochzeit: 10 Minuten
- Portionen: 4

Zutaten:
- 8 Lammkoteletts
- 2 Esslöffel Olivenöl
- 1 Esslöffel frischer Rosmarin (gehackt)
- 4 Knoblauchzehen (gehackt)
- Salz und Pfeffer nach Geschmack
- Frische Rosmarinzweige zum Garnieren (optional)

Vorbereitung:
- Den Grill auf mittlere bis hohe Hitze vorheizen.
- In einer kleinen Schüssel Olivenöl, gehackten frischen Rosmarin, gehackten Knoblauch, Salz und Pfeffer vermischen.
- Beide Seiten der Lammkoteletts mit der Rosmarin-Knoblauch-Mischung bestreichen.
- Grillen Sie die Lammkoteletts auf jeder Seite 3–4 Minuten lang (mittel-selten) oder länger, bis der gewünschte Gargrad erreicht ist.
- Vom Grill nehmen und einige Minuten ruhen lassen.
- Nach Belieben mit frischen Rosmarinzweigen garnieren.
- Heiß servieren.

Nährwert (pro Portion):
- Kalorien: 280
- Protein: 34g
- Kohlenhydrate: 1g
- Ballaststoffe: 0g
- Gesunde Fette: 14g

Truthahn-Gemüse-Pfanne

- Zubereitungszeit: 15 Minuten
- Kochzeit: 15 Minuten
- Portionen: 4

Zutaten:
- 1 Pfund gemahlener Truthahn
- 2 Tassen gemischtes Gemüse (z. B. Paprika, Zuckererbsen, Karotten)

- 1 Zwiebel (in Scheiben geschnitten)
- 4 Knoblauchzehen (gehackt)
- 2 Esslöffel natriumarme Sojasauce
- 1 Esslöffel Austernsauce
- 1 Teelöffel Maisstärke
- 1 Teelöffel Sesamöl
- Salz und Pfeffer nach Geschmack
- Gekochter Quinoa oder brauner Reis (optional, zum Servieren)

Vorbereitung:

- In einer Schüssel natriumarme Sojasauce, Austernsauce, Maisstärke, Sesamöl, Salz und Pfeffer verrühren. Beiseite legen.
- Erhitzen Sie eine große Pfanne oder einen Wok bei starker Hitze.
- Fügen Sie das Putenhackfleisch hinzu und kochen Sie es, indem Sie es auseinanderbrechen, bis es gebräunt und durchgegart ist.
- Den gekochten Truthahn aus der Pfanne nehmen und beiseite stellen.
- In dieselbe Pfanne die geschnittenen Zwiebeln und das gemischte Gemüse geben. 3–4 Minuten unter Rühren braten, bis das Gemüse zart-knusprig ist.
- Gehackten Knoblauch hinzufügen und weitere 1–2 Minuten braten.
- Geben Sie den gekochten Truthahn zurück in die Pfanne.
- Gießen Sie die Saucenmischung über den Truthahn und das Gemüse. Weitere 1-2 Minuten kochen lassen, dabei umrühren, um alles gleichmäßig zu bedecken.
- Heiß servieren, wahlweise mit gekochtem Quinoa oder braunem Reis.

Nährwert (pro Portion, ohne Reis):

- Kalorien: 220
- Protein: 27g
- Kohlenhydrate: 8g
- Ballaststoffe: 2g
- Gesunde Fette: 9 g

Gebackene Knoblauch-Parmesan-Hähnchenflügel

- Zubereitungszeit: 15 Minuten
- Kochzeit: 40 Minuten
- Portionen: 4

Zutaten:

- 2 Pfund Chicken Wings
- 2 Esslöffel Olivenöl
- 3 Knoblauchzehen (gehackt)
- 1/4 Tasse geriebener Parmesankäse
- 1/4 Tasse Vollkorn-Semmelbrösel
- 1 Teelöffel getrockneter Oregano
- 1 Teelöffel getrocknetes Basilikum
- Salz und Pfeffer nach Geschmack
- Frische Petersilie zum Garnieren (optional)
- Zitronenschnitze zum Servieren (optional)

Vorbereitung:

- Den Ofen auf 220 °C (425 °F) vorheizen. Ein Backblech mit Backpapier auslegen.
- In einer Schüssel gehackten Knoblauch, geriebenen Parmesan, Vollkorn-Semmelbrösel, getrockneten Oregano, getrocknetes Basilikum, Salz und Pfeffer vermischen.
- Hähnchenflügel in eine große Rührschüssel geben.
- Das Olivenöl über die Hähnchenflügel träufeln und

- vermengen, bis sie gleichmäßig bedeckt sind.
- Streuen Sie die Semmelbröselmischung über die Flügel und schwenken Sie sie, bis sie bedeckt sind.
- Ordnen Sie die Hähnchenflügel in einer Schicht auf dem vorbereiteten Backblech an.
- Im vorgeheizten Ofen 35–40 Minuten backen, dabei nach der Hälfte der Zeit einmal wenden, oder bis die Flügel knusprig und durchgegart sind.
- Nach Belieben mit frischer Petersilie garnieren und heiß mit Zitronenschnitzen als Beilage servieren.

Nährwert (pro Portion):
- Kalorien: 390
- Protein: 32g
- Kohlenhydrate: 6g
- Ballaststoffe: 1g
- Gesunde Fette: 26g

Schweinefleisch- und Gemüsespieße

- Zubereitungszeit: 20 Minuten
- Kochzeit: 15 Minuten
- Portionen: 4

Zutaten:
- 1 Pfund Schweinefilet (in 2,5 cm große Würfel geschnitten)
- 2 Tassen gemischtes Gemüse (z. B. Paprika, Zucchini, Kirschtomaten)
- 1 rote Zwiebel (in Stücke geschnitten)
- 2 Esslöffel Olivenöl
- 2 Knoblauchzehen (gehackt)
- 1 Teelöffel getrockneter Oregano
- 1 Teelöffel getrockneter Thymian
- Salz und Pfeffer nach Geschmack
- Holzspieße (30 Minuten in Wasser eingeweicht)
- Zitronenschnitze zum Garnieren (optional)

Vorbereitung:
- In einer Schüssel Olivenöl, gehackten Knoblauch, getrockneten Oregano, getrockneten Thymian, Salz und Pfeffer vermischen.
- Die Schweinefleischwürfel, das gemischte Gemüse und die roten Zwiebeln abwechselnd mit den Zutaten auf die Holzspieße stecken.
- Bestreichen Sie die Spieße mit der Olivenölmischung und achten Sie darauf, dass sie gleichmäßig bedeckt sind.
- Einen Grill oder eine Grillpfanne auf mittlere bis hohe Hitze vorheizen.
- Die Spieße unter gelegentlichem Wenden etwa 10–15 Minuten grillen, bis das Schweinefleisch gar und das Gemüse zart ist.
- Nach Belieben mit Zitronenspalten garnieren.
- Heiß servieren.

Nährwert (pro Portion):
- Kalorien: 250
- Protein: 30g
- Kohlenhydrate: 8g
- Ballaststoffe: 2g
- Gesunde Fette: 10g

Gewürzte Rinderhacksalat-Wraps

- Zubereitungszeit: 15 Minuten
- Kochzeit: 15 Minuten
- Portionen: 4

Zutaten:

- 1 Pfund mageres Rinderhackfleisch
- 1 Zwiebel (gehackt)
- 2 Knoblauchzehen (gehackt)
- 1 Teelöffel gemahlener Kreuzkümmel
- 1 Teelöffel gemahlener Koriander
- 1/2 Teelöffel Paprika
- 1/2 Teelöffel Chilipulver
- Salz und Pfeffer nach Geschmack
- 1 Kopf Eisbergsalat (Blätter getrennt)
- Salsa und gehackter frischer Koriander zum Garnieren (optional)

Vorbereitung:

- In einer großen Pfanne das Hackfleisch bei mittlerer bis hoher Hitze anbraten und mit einem Löffel zerteilen, bis es braun und durchgegart ist. Überschüssiges Fett entfernen.
- Gehackte Zwiebeln und gehackten Knoblauch in die Pfanne geben. 3–4 Minuten anbraten, bis die Zwiebel glasig ist.
- Gemahlenen Kreuzkümmel, gemahlenen Koriander, Paprika, Chilipulver, Salz und Pfeffer in die Pfanne geben. Weitere 2-3 Minuten kochen lassen, dabei umrühren, um das Fleisch und die Zwiebeln mit den Gewürzen zu überziehen.
- Die gewürzte Hackfleischmischung in die Salatblätter geben.
- Nach Belieben mit Salsa und gehacktem frischem Koriander garnieren.
- Heiß servieren.

Nährwert (pro Portion):

- Kalorien: 240
- Protein: 22g
- Kohlenhydrate: 8g
- Ballaststoffe: 3g
- Gesunde Fette: 14g

Gegrillte Rosmarin-Lammspiesse

- Zubereitungszeit: 15 Minuten
- Kochzeit: 10 Minuten
- Portionen: 4

Zutaten:

- 1 Pfund Lammwürfel (Lammkeule ohne Knochen)
- 1 rote Paprika (in Stücke geschnitten)
- 1 gelbe Paprika (in Stücke geschnitten)
- 1 rote Zwiebel (in Stücke geschnitten)
- 2 Esslöffel Olivenöl
- 1 Esslöffel frischer Rosmarin (gehackt)
- 2 Knoblauchzehen (gehackt)
- Salz und Pfeffer nach Geschmack
- Holzspieße (30 Minuten in Wasser eingeweicht)
- Zitronenschnitze zum Garnieren (optional)

Vorbereitung:

- In einer Schüssel Olivenöl, gehackten frischen Rosmarin, gehackten Knoblauch, Salz und Pfeffer vermischen.

- Die Lammwürfel, die rote Paprika, die gelbe Paprika und die rote Zwiebel abwechselnd mit den Zutaten auf die Holzspieße stecken.
- Bestreichen Sie die Spieße mit der Rosmarin-Knoblauch-Mischung und achten Sie darauf, dass sie gleichmäßig bedeckt sind.
- Einen Grill oder eine Grillpfanne auf mittlere bis hohe Hitze vorheizen.
- Grillen Sie die Spieße etwa 10 Minuten lang und wenden Sie sie dabei gelegentlich, bis das Lammfleisch den gewünschten Gargrad erreicht hat und das Gemüse zart ist.
- Nach Belieben mit Zitronenspalten garnieren.
- Heiß servieren.

Nährwert (pro Portion):
- Kalorien: 320
- Protein: 28g
- Kohlenhydrate: 10g
- Ballaststoffe: 2g
- Gesunde Fette: 18g

Gegrillte Hähnchenbrust mit Knoblauch und Kräutern

- Zubereitungszeit: 15 Minuten
- Kochzeit: 15 Minuten
- Portionen: 4

Zutaten:
- 4 Hähnchenbrustfilets ohne Knochen und Haut
- 2 Esslöffel Olivenöl
- 2 Knoblauchzehen (gehackt)
- 1 Esslöffel frischer Rosmarin (gehackt)
- 1 Esslöffel frischer Thymian (gehackt)
- Salz und Pfeffer nach Geschmack
- Zitronenschnitze zum Garnieren (optional)

Vorbereitung:
- In einer kleinen Schüssel Olivenöl, gehackten Knoblauch, gehackten frischen Rosmarin, gehackten frischen Thymian, Salz und Pfeffer vermischen.
- Reiben Sie die Hähnchenbrüste mit der Knoblauch-Kräuter-Mischung ein und achten Sie darauf, dass sie gleichmäßig bedeckt sind.
- Einen Grill auf mittlere bis hohe Hitze vorheizen.
- Grillen Sie die Hähnchenbrust etwa 6–8 Minuten pro Seite oder bis sie gar sind und Grillspuren aufweisen.
- Vom Grill nehmen und einige Minuten ruhen lassen.
- Nach Belieben mit Zitronenspalten garnieren.
- Heiß servieren.

Nährwert (pro Portion):
- Kalorien: 220
- Protein: 28g
- Kohlenhydrate: 1g
- Ballaststoffe: 0g
- Gesunde Fette: 10g

KAPITEL 17. GESUNDE DESSERTS

Bananen-Hafer-Kekse

- Zubereitungszeit: 15 Minuten
- Kochzeit: 15 Minuten
- Portionen: 12 Kekse

Zutaten:

- 2 reife Bananen (püriert)
- 1 1/2 Tassen Haferflocken
- 1/4 Tasse ungesüßtes Apfelmus
- 1/4 Tasse gehackte Walnüsse
- 1/4 Tasse Rosinen
- 1 Teelöffel Vanilleextrakt
- 1/2 Teelöffel Zimt
- Prise Salz

Vorbereitung:

- Heizen Sie den Ofen auf 350 °F (175 °C) vor. Ein Backblech mit Backpapier auslegen.
- In einer Schüssel zerdrückte Bananen, Haferflocken, ungesüßtes Apfelmus, gehackte Walnüsse, Rosinen, Vanilleextrakt, Zimt und eine Prise Salz vermischen.
- Geben Sie einen Löffel der Mischung auf das vorbereitete Backblech, um Kekse zu formen.
- 15 Minuten backen oder bis die Kekse goldbraun sind.
- Lassen Sie sie vor dem Servieren abkühlen.

Nährwert (pro Portion – 1 Keks):

- Kalorien: 85
- Protein: 2g
- Kohlenhydrate: 15g
- Ballaststoffe: 2g
- Gesunde Fette: 2g

Schokoladen-Avocado-Mousse

- Zubereitungszeit: 10 Minuten
- Portionen: 2

Zutaten:

- 1 reife Avocado
- 2 Esslöffel ungesüßtes Kakaopulver
- 2 Esslöffel Honig oder Ahornsirup
- 1/2 Teelöffel Vanilleextrakt
- Prise Salz
- Frische Beeren zum Garnieren (optional)

Vorbereitung:

- In einem Mixer oder einer Küchenmaschine die reife Avocado, ungesüßtes Kakaopulver, Honig oder Ahornsirup, Vanilleextrakt und eine Prise Salz vermischen.
- Mixen, bis eine glatte und cremige Masse entsteht.
- Teilen Sie die Schokoladen-Avocado-Mousse auf zwei Servierschalen auf.
- Nach Belieben mit frischen Beeren belegen.
- Sofort servieren oder bis zum Servieren im Kühlschrank aufbewahren.

Nährwert (pro Portion):

- Kalorien: 200
- Protein: 2g
- Kohlenhydrate: 25g
- Ballaststoffe: 6g
- Gesunde Fette: 12g

Mandelbutter und Bananenhäppchen

- Zubereitungszeit: 5 Minuten
- Portionen: 2

Zutaten:

- 1 Banane (in Scheiben geschnitten)
- 2 Esslöffel Mandelbutter (oder eine beliebige Nussbutter Ihrer Wahl)
- 2 Esslöffel gehackte Mandeln (oder Nüsse nach Wahl)
- 1/2 Teelöffel Honig (optional)

Vorbereitung:

- Mandelbutter auf Bananenscheiben verteilen.
- Gehackte Mandeln darüber streuen.
- Nach Belieben Honig über die Bissen träufeln.
- Sofort servieren.

Nährwert (pro Portion):

- Kalorien: 180
- Protein: 4g
- Kohlenhydrate: 17g
- Ballaststoffe: 3g
- Gesunde Fette: 12g

Gemischtes Beerensorbet

- Zubereitungszeit: 5 Minuten (plus Gefrierzeit)
- Portionen: 2

Zutaten:

- 2 Tassen gemischte gefrorene Beeren (z. B. Erdbeeren, Blaubeeren, Himbeeren)
- 1 Esslöffel Honig (optional)
- 1/2 Teelöffel Zitronensaft

Vorbereitung:

- Geben Sie die gefrorenen Beeren, den Honig (falls verwendet) und den Zitronensaft in einen Mixer oder eine Küchenmaschine.
- Alles glatt rühren.
- Geben Sie die Mischung in einen luftdichten Behälter und frieren Sie sie mindestens 2 Stunden lang ein, oder bis eine sorbetartige Konsistenz erreicht ist.
- In Schüsseln oder Gläsern servieren.

Nährwert (pro Portion):

- Kalorien: 90
- Protein: 1g
- Kohlenhydrate: 22g
- Ballaststoffe: 6g
- Gesunde Fette: 1g

Kürbiskuchen-Chia-Pudding

- Zubereitungszeit: 10 Minuten (plus Abkühlzeit)
- Portionen: 2

Zutaten:

- 1/4 Tasse Chiasamen
- 1 Tasse ungesüßte Mandelmilch
- 1/2 Tasse Kürbispüree
- 2 Esslöffel Honig oder Ahornsirup
- 1/2 Teelöffel Kürbiskuchengewürz
- 1/2 Teelöffel Vanilleextrakt
- Aufgeschlagene Kokoscreme zum Garnieren (optional)

Vorbereitung:

- In einer Schüssel Chiasamen, ungesüßte Mandelmilch, Kürbispüree, Honig oder Ahornsirup, Kürbiskuchengewürz und Vanilleextrakt vermischen.
- Zum Kombinieren gut umrühren.
- Abdecken und mindestens 3 Stunden oder über Nacht im Kühlschrank lagern, damit die Chiasamen die Flüssigkeit aufnehmen und eine

puddingartige Konsistenz bilden können.

- Bei Bedarf vor dem Servieren mit geschlagener Kokoscreme belegen.

Nährwert (pro Portion):

- Kalorien: 180
- Protein: 4g
- Kohlenhydrate: 30g
- Ballaststoffe: 10 g
- Gesunde Fette: 6g

Kokos-Dattelbällchen

- Zubereitungszeit: 15 Minuten
- Portionen: 12 Kugeln

Zutaten:

- 1 Tasse geraspelte ungesüßte Kokosnuss
- 1 Tasse entkernte Datteln
- 1/4 Tasse Mandelbutter
- 1/4 Tasse gehackte Nüsse (z. B. Mandeln, Cashewnüsse)
- 1 Teelöffel Vanilleextrakt
- Prise Salz

Vorbereitung:

- Geben Sie in einer Küchenmaschine Kokosraspeln, entsteinte Datteln, Mandelbutter, gehackte Nüsse, Vanilleextrakt und eine Prise Salz zusammen.
- Verarbeiten, bis die Mischung zusammenkommt und einen klebrigen Teig bildet.
- Den Teig zu 12 kleinen Kugeln formen.
- In einen luftdichten Behälter geben und kühl stellen, bis es fest ist.
- Gekühlt servieren.

Nährwert (pro Portion – 1 Ball):

- Kalorien: 120
- Protein: 2g

- Kohlenhydrate: 15g
- Ballaststoffe: 3g
- Gesunde Fette: 6g

Schokoladen-Bananen-Eis

- Zubereitungszeit: 5 Minuten (plus Gefrierzeit)
- Portionen: 2

Zutaten:

- 2 reife Bananen (in Scheiben geschnitten und gefroren)
- 2 Esslöffel ungesüßtes Kakaopulver
- 1/2 Teelöffel Vanilleextrakt
- 1 Esslöffel Honig (optional)
- Gehackte Nüsse oder dunkle Schokoladenstückchen zum Garnieren (optional)

Vorbereitung:

- Geben Sie die gefrorenen Bananenscheiben, ungesüßtes Kakaopulver, Vanilleextrakt und Honig (falls verwendet) in einen Mixer oder eine Küchenmaschine.
- Mixen, bis eine glatte und cremige Masse entsteht.
- Geben Sie die Mischung in einen luftdichten Behälter und frieren Sie sie mindestens 1 Stunde lang oder bis sie fest wird ein.
- Bei Bedarf vor dem Servieren mit gehackten Nüssen oder dunklen Schokoladenstückchen belegen.

Nährwert (pro Portion):

- Kalorien: 140
- Protein: 2g
- Kohlenhydrate: 35g
- Ballaststoffe: 5g
- Gesunde Fette: 1g

Erdnussbutter-Proteinhäppchen

- Zubereitungszeit: 15 Minuten
- Portionen: 12 Bissen

Zutaten:

- 1/2 Tasse Haferflocken
- 1/4 Tasse Erdnussbutter (oder Mandelbutter)
- 1/4 Tasse Honig oder Ahornsirup
- 1/4 Tasse Proteinpulver (pflanzlich)
- 1/4 Tasse Mini-Schokoladenstückchen
- 1/2 Teelöffel Vanilleextrakt
- Prise Salz

Vorbereitung:

- Geben Sie in einer Schüssel Haferflocken, Erdnussbutter, Honig oder Ahornsirup, pflanzliches Proteinpulver, Mini-Schokoladenstückchen, Vanilleextrakt und eine Prise Salz zusammen.
- Rühren, bis die Mischung gut vermischt ist.
- Rollen Sie die Mischung in 12 kleine Häppchen.
- In einen luftdichten Behälter geben und kühl stellen, bis es fest ist.
- Gekühlt servieren.

Nährwert (pro Portion – 1 Bissen):

- Kalorien: 90
- Protein: 4g
- Kohlenhydrate: 11g
- Ballaststoffe: 1g
- Gesunde Fette: 4g

Beerenjoghurt Perfekt

- Zubereitungszeit: 10 Minuten
- Portionen: 2

Zutaten:

- 1 Tasse griechischer Joghurt (natur, fettfrei)
- 1 Tasse gemischte Beeren (z. B. Erdbeeren, Blaubeeren)
- 2 Esslöffel Honig
- 2 Esslöffel Müsli

Vorbereitung:

- In zwei Gläsern oder Schüsseln griechischen Joghurt, gemischte Beeren, Honig und Müsli schichten.
- Wiederholen Sie die Schichten, falls gewünscht.
- Sofort servieren.

Nährwert (pro Portion):

- Kalorien: 220
- Protein: 12g
- Kohlenhydrate: 38g
- Ballaststoffe: 4g
- Gesunde Fette: 3g

Kürbisgewürz-Reispudding

- Zubereitungszeit: 10 Minuten
- Kochzeit: 25 Minuten
- Portionen: 4

Zutaten:

- 1 Tasse Arborio-Reis
- 3 Tassen ungesüßte Mandelmilch
- 1 Tasse Kürbispüree
- 1/4 Tasse Honig oder Ahornsirup
- 1 Teelöffel Kürbiskuchengewürz
- 1/2 Teelöffel Vanilleextrakt
- Gehackte Nüsse zum Bestreuen (optional)

Vorbereitung:

- In einem mittelgroßen Topf Arborio-Reis und ungesüßte Mandelmilch vermischen.

- Zum Kochen bringen, dann die Hitze reduzieren und köcheln lassen.
- Unter gelegentlichem Rühren etwa 20–25 Minuten kochen lassen oder bis der Reis weich ist und die Mischung eindickt.
- Kürbispüree, Honig oder Ahornsirup, Kürbiskuchengewürz und Vanilleextrakt unterrühren.
- Unter ständigem Rühren weitere 5 Minuten kochen lassen.
- Vom Herd nehmen und abkühlen lassen.
- Nach Belieben mit gehackten Nüssen belegen.
- Warm oder gekühlt servieren.

Nährwert (pro Portion):

- Kalorien: 260
- Protein: 3g
- Kohlenhydrate: 56g
- Ballaststoffe: 5g
- Gesunde Fette: 2g

Gemischter Obstsalat mit Minze und Limette

- Zubereitungszeit: 10 Minuten
- Portionen: 4

Zutaten:

- 2 Tassen gemischte Früchte (z. B. Melone, Beeren, Kiwi)
- Saft von 1 Limette
- 2 Esslöffel frische Minzblätter (gehackt)
- 1 Esslöffel Honig (optional)

Vorbereitung:

- Mischen Sie in einer Schüssel gemischte Früchte.
- Limettensaft über die Früchte träufeln und vorsichtig vermischen.

- Gehackte frische Minzblätter darüber streuen.
- Nach Belieben Honig über den Salat träufeln.
- Sofort servieren.

Nährwert (pro Portion):

- Kalorien: 60
- Protein: 1g
- Kohlenhydrate: 16g
- Ballaststoffe: 2g
- Gesunde Fette: 0g

Apfel Zimt Muffins

- Zubereitungszeit: 15 Minuten
- Kochzeit: 20 Minuten
- Portionen: 12 Muffins

Zutaten:

- 2 Tassen Haferflocken
- 1 Tasse ungesüßtes Apfelmus
- 2 reife Bananen (püriert)
- 2 Eier
- 1/4 Tasse Honig oder Ahornsirup
- 1 Teelöffel Vanilleextrakt
- 1 Teelöffel gemahlener Zimt
- 1 Teelöffel Backpulver
- 1/2 Teelöffel Backpulver
- Prise Salz
- 1 Tasse gewürfelte Äpfel (geschält und entkernt)

Vorbereitung:

- Heizen Sie den Ofen auf 350 °F (175 °C) vor. Eine Muffinform mit Papierförmchen auslegen.
- In einem Mixer oder einer Küchenmaschine Haferflocken zu Hafermehl vermischen.
- In einer großen Rührschüssel Hafermehl, ungesüßtes Apfelmus, zerdrückte Bananen, Eier, Honig oder Ahornsirup, Vanilleextrakt,

gemahlenen Zimt, Backpulver, Natron und eine Prise Salz vermischen.

- Gewürfelte Äpfel unterrühren.
- Gießen Sie den Teig in die vorbereitete Muffinform und füllen Sie jede Form zu etwa 2/3.
- 20 Minuten backen oder bis ein in den Muffin gesteckter Zahnstocher sauber herauskommt.
- Vor dem Servieren abkühlen lassen.

Nährwert (pro Muffin):

- Kalorien: 120
- Protein: 3g
- Kohlenhydrate: 24g
- Ballaststoffe: 3g
- Gesunde Fette: 2g

Blaubeer-Chia-Samen-Marmelade

- Zubereitungszeit: 5 Minuten (plus Abkühlzeit)
- Portionen: Ungefähr 1 Tasse

Zutaten:

- 1 Tasse frische oder gefrorene Blaubeeren
- 2 Esslöffel Chiasamen
- 1 Esslöffel Honig oder Ahornsirup
- 1/2 Teelöffel Zitronensaft

Vorbereitung:

- In einem Topf die Blaubeeren bei mittlerer Hitze erhitzen und mit einer Gabel zerdrücken.
- Chiasamen, Honig oder Ahornsirup und Zitronensaft unterrühren.
- Weiter kochen und etwa 5 Minuten rühren, bis die Mischung eindickt.
- Vom Herd nehmen und abkühlen lassen.

- In einen luftdichten Behälter umfüllen und im Kühlschrank aufbewahren, bis eine marmeladenartige Konsistenz erreicht ist.
- Mit Vollkorntoast, Joghurt oder als Belag servieren.

Nährwert (pro 2-Esslöffel-Portion):

- Kalorien: 25
- Protein: 0g
- Kohlenhydrate: 6g
- Ballaststoffe: 1g
- Gesunde Fette: 1g

Kokosnuss-Mandel-Energiehäppchen

- Zubereitungszeit: 15 Minuten
- Portionen: 12 Bissen

Zutaten:

- 1 Tasse Haferflocken
- 1/2 Tasse geraspelte ungesüßte Kokosnuss
- 1/2 Tasse Mandelbutter
- 1/4 Tasse Honig oder Ahornsirup
- 1/4 Tasse gehackte Mandeln
- 1/2 Teelöffel Vanilleextrakt
- Prise Salz

Vorbereitung:

- In einer großen Rührschüssel Haferflocken, Kokosraspeln, Mandelbutter, Honig oder Ahornsirup, gehackte Mandeln, Vanilleextrakt und eine Prise Salz vermischen.
- Rühren, bis die Mischung gut vermischt ist.

- Rollen Sie die Mischung in 12 kleine Häppchen.
- In einen luftdichten Behälter geben und kühl stellen, bis es fest ist.
- Gekühlt servieren.

Nährwert (pro Portion – 1 Bissen):

- Kalorien: 150
- Protein: 4g
- Kohlenhydrate: 15g
- Ballaststoffe: 2g
- Gesunde Fette: 9 g

Mit Zimt gebackene Birnen

- Zubereitungszeit: 10 Minuten
- Kochzeit: 25 Minuten
- Portionen: 2

Zutaten:

- 2 reife Birnen (halbiert und entkernt)
- 1 Teelöffel gemahlener Zimt
- 1 Esslöffel Honig oder Ahornsirup
- 2 Esslöffel gehackte Walnüsse
- Griechischer Joghurt zum Servieren (optional)

Vorbereitung:

- Heizen Sie den Backofen auf 375 °F (190 °C) vor. Eine Auflaufform mit Backpapier auslegen.
- Birnenhälften mit der Schnittfläche nach oben in die Auflaufform legen.
- Den gemahlenen Zimt gleichmäßig über die Birnen streuen.
- Honig oder Ahornsirup über die Birnen träufeln.
- 25 Minuten backen oder bis die Birnen weich sind.
- Mit gehackten Walnüssen belegen und nach Wunsch mit griechischem Joghurt servieren.

Nährwert (pro Portion):

- Kalorien: 150
- Protein: 2g
- Kohlenhydrate: 32g
- Ballaststoffe: 6g
- Gesunde Fette: 4g

Schokoladen-Avocado-Brownies

- Zubereitungszeit: 15 Minuten
- Kochzeit: 20 Minuten
- Portionen: 12 Brownies

Zutaten:

- 2 reife Avocados
- 1/2 Tasse ungesüßtes Kakaopulver
- 1/2 Tasse Honig oder Ahornsirup
- 2 Eier
- 1 Teelöffel Vanilleextrakt
- 1/2 Teelöffel Backpulver
- Prise Salz
- 1/2 Tasse dunkle Schokoladenstückchen

Vorbereitung:

- Heizen Sie den Ofen auf 350 °F (175 °C) vor. Eine 20 x 20 cm große Backform einfetten.
- In einem Mixer oder einer Küchenmaschine reife Avocados, ungesüßtes Kakaopulver, Honig oder Ahornsirup, Eier, Vanilleextrakt, Backpulver und eine Prise Salz vermischen.
- Alles glatt rühren.
- Dunkle Schokoladenstückchen unterheben.
- Den Teig in die vorbereitete Backform füllen.
- 20 Minuten backen oder bis ein in die Brownies gesteckter Zahnstocher ein paar feuchte Krümel herausholt.

- Vor dem Schneiden in Quadrate abkühlen lassen.

Nährwert (pro Brownie):

- Kalorien: 160
- Protein: 3g
- Kohlenhydrate: 22g
- Ballaststoffe: 4g
- Gesunde Fette: 8g

Himbeer-Kokos-Eis am Stiel

- Zubereitungszeit: 10 Minuten (plus Gefrierzeit)
- Portionen: 6 Eis am Stiel

Zutaten:

- 1 Tasse frische oder gefrorene Himbeeren
- 1 Tasse Kokosmilch
- 2 Esslöffel Honig oder Ahornsirup
- 1/2 Teelöffel Vanilleextrakt

Vorbereitung:

- In einem Mixer Himbeeren, Kokosmilch, Honig oder Ahornsirup und Vanilleextrakt vermischen.
- Alles glatt rühren.
- Gießen Sie die Mischung in Eis am Stiel-Formen.
- Eis am Stiel hineinstecken und mindestens 4 Stunden einfrieren, bis das Eis am Stiel fest ist.
- Lassen Sie vor dem Servieren warmes Wasser über die Formen laufen, um das Eis am Stiel herauszulösen.

Nährwert (pro Eis am Stiel):

- Kalorien: 80
- Protein: 1g
- Kohlenhydrate: 10g
- Ballaststoffe: 3g
- Gesunde Fette: 5g

Zitrone-Mohn-Muffins

- Zubereitungszeit: 15 Minuten
- Kochzeit: 20 Minuten
- Portionen: 12 Muffins

Zutaten:

- 2 Tassen Mandelmehl
- 1/4 Tasse Kokosmehl
- 1/4 Tasse Honig oder Ahornsirup
- 1/4 Tasse geschmolzenes Kokosöl
- 3 große Eier
- Saft und Schale von 2 Zitronen
- 1 Teelöffel Vanilleextrakt
- 1 Teelöffel Backpulver
- 1 Esslöffel Mohn
- Prise Salz

Vorbereitung:

- Heizen Sie den Ofen auf 350 °F (175 °C) vor. Eine Muffinform mit Papierförmchen auslegen.
- In einer großen Rührschüssel Mandelmehl, Kokosmehl, Honig oder Ahornsirup, geschmolzenes Kokosöl, Eier, Zitronensaft, Zitronenschale, Vanilleextrakt, Backpulver, Mohn und eine Prise Salz vermischen.
- Rühren, bis die Mischung gut vermischt ist.
- Gießen Sie den Teig in die vorbereitete Muffinform und füllen Sie jede Form zu etwa 2/3.
- 20 Minuten backen oder bis ein in den Muffin gesteckter Zahnstocher sauber herauskommt.
- Vor dem Servieren abkühlen lassen.

Nährwert (pro Muffin):

- Kalorien: 210
- Protein: 6g
- Kohlenhydrate: 16g
- Ballaststoffe: 3g

- Gesunde Fette: 15g

Cranberry-Zitrus-Kompott

- Zubereitungszeit: 10 Minuten
- Kochzeit: 20 Minuten
- Portionen: 6

Zutaten:
- 2 Tassen frische oder gefrorene Cranberries
- Schale und Saft von 1 Orange
- 1/4 Tasse Honig oder Ahornsirup
- 1/2 Teelöffel gemahlener Zimt
- Prise Salz

Vorbereitung:
- In einem Topf Preiselbeeren, Orangenschale, Orangensaft, Honig oder Ahornsirup, gemahlenen Zimt und eine Prise Salz vermischen.
- Bei mittlerer Hitze unter gelegentlichem Rühren etwa 20 Minuten kochen lassen oder bis die Preiselbeeren aufplatzen und die Mischung eindickt.
- Vom Herd nehmen und abkühlen lassen.
- Servieren Sie das Cranberry-Zitrus-Kompott als Topping für Joghurt, Haferflocken oder als Dessertsauce.

Nährwert (pro Portion):
- Kalorien: 70
- Protein: 0g
- Kohlenhydrate: 18g
- Ballaststoffe: 3g
- Gesunde Fette: 0g

Kokos-, Blaubeer- und Orangen-Freezer-Pops

- Zubereitungszeit: 10 Minuten (plus Gefrierzeit)
- Portionen: 6 Eis am Stiel

Zutaten:
- 1 Tasse frische oder gefrorene Blaubeeren
- 1 Tasse Kokosmilch
- Schale und Saft von 1 Orange
- 2 Esslöffel Honig oder Ahornsirup

Vorbereitung:
- In einem Mixer Blaubeeren, Kokosmilch, Orangenschale, Orangensaft und Honig oder Ahornsirup vermischen.
- Alles glatt rühren.
- Gießen Sie die Mischung in Eis am Stiel-Formen.
- Eis am Stiel hineinstecken und mindestens 4 Stunden einfrieren, bis das Eis am Stiel fest ist.
- Lassen Sie vor dem Servieren warmes Wasser über die Formen laufen, um das Eis am Stiel herauszulösen.

Nährwert (pro Eis am Stiel):
- Kalorien: 90
- Protein: 1g
- Kohlenhydrate: 14g
- Ballaststoffe: 2g
- Gesunde Fette: 4g

Beeren-Mandel-Chia-Pudding

- Zubereitungszeit: 10 Minuten (plus Abkühlzeit)

- Portionen: 2

Zutaten:

- 1/4 Tasse Chiasamen
- 1 Tasse ungesüßte Mandelmilch
- 1 Esslöffel Honig oder Ahornsirup
- 1/2 Teelöffel Mandelextrakt
- 1/2 Tasse gemischte Beeren (z. B. Erdbeeren, Blaubeeren, Himbeeren)
- Gehobelte Mandeln zum Garnieren (optional)

Vorbereitung:

- In einer Schüssel Chiasamen, ungesüßte Mandelmilch, Honig oder Ahornsirup und Mandelextrakt vermischen.
- Zum Kombinieren gut umrühren.
- Abdecken und mindestens 3 Stunden oder über Nacht im Kühlschrank lagern, damit die Chiasamen die Flüssigkeit aufnehmen und eine puddingartige Konsistenz bilden können.
- Vor dem Servieren Chia-Pudding und gemischte Beeren schichtweise in Gläser oder Schüsseln füllen.
- Nach Belieben mit gehobelten Mandeln belegen.

Nährwert (pro Portion):

- Kalorien: 150
- Protein: 4g
- Kohlenhydrate: 21g
- Ballaststoffe: 8g
- Gesunde Fette: 7g

KAPITEL 18. KNOCHENBRÜHEN, SOSSEN UND DRESSINGS

Hühnerknochenbrühe

- Zubereitungszeit: 10 Minuten (plus Kochzeit)
- Kochzeit: 12–24 Stunden
- Portionen: Variiert

Zutaten:

- 2–3 Pfund Hühnerknochen (mit oder ohne Fleisch)
- 1 Zwiebel (geschält und gehackt)
- 2 Karotten (geschält und gehackt)
- 2 Selleriestangen (gehackt)
- 2 Knoblauchzehen (geschält und zerdrückt)
- 1 Lorbeerblatt
- 1 Esslöffel Apfelessig
- Wasser (genug, um die Zutaten zu bedecken)
- Salz und Pfeffer nach Geschmack

Vorbereitung:

- Hühnerknochen, Zwiebeln, Karotten, Sellerie, Knoblauch, Lorbeerblatt und Apfelessig in einen großen Suppentopf geben.
- Mit Wasser bedecken und darauf achten, dass alle Zutaten eingetaucht sind.
- Zum Kochen bringen, dann die Hitze reduzieren und köcheln lassen.
- Lassen Sie es 12 bis 24 Stunden lang köcheln und entfernen Sie dabei gelegentlich den Schaum, der sich auf der Oberfläche bildet.
- Die Brühe durch ein feinmaschiges Sieb oder ein Käsetuch abseihen.
- Mit Salz und Pfeffer abschmecken.

Nährwert (ungefähr pro 1-Tasse-Portion):

- Kalorien: 45
- Protein: 6g
- Kohlenhydrate: 3g
- Ballaststoffe: 0g
- Gesunde Fette: 1g

Rinderknochenbrühe

- Zubereitungszeit: 10 Minuten (plus Kochzeit)
- Kochzeit: 24–48 Stunden
- Portionen: Variiert

Zutaten:

- 2–3 Pfund Rinderknochen (mit oder ohne Fleisch)
- 1 Zwiebel (geschält und gehackt)
- 2 Karotten (geschält und gehackt)
- 2 Selleriestangen (gehackt)
- 2 Knoblauchzehen (geschält und zerdrückt)
- 1 Lorbeerblatt
- 1 Esslöffel Apfelessig
- Wasser (genug, um die Zutaten zu bedecken)
- Salz und Pfeffer nach Geschmack

Vorbereitung:

- Rinderknochen, Zwiebeln, Karotten, Sellerie, Knoblauch, Lorbeerblatt und Apfelessig in einen großen Suppentopf geben.
- Mit Wasser bedecken und darauf achten, dass alle Zutaten eingetaucht sind.

- Zum Kochen bringen, dann die Hitze reduzieren und köcheln lassen.
- Lassen Sie es 24–48 Stunden lang köcheln und entfernen Sie dabei gelegentlich den Schaum, der sich auf der Oberfläche bildet.
- Die Brühe durch ein feinmaschiges Sieb oder ein Käsetuch abseihen.
- Mit Salz und Pfeffer abschmecken.

Nährwert (ungefähr pro 1-Tasse-Portion):

- Kalorien: 45
- Protein: 6g
- Kohlenhydrate: 3g
- Ballaststoffe: 0g
- Gesunde Fette: 1g

Putenknochenbrühe

- Zubereitungszeit: 10 Minuten (plus Kochzeit)
- Kochzeit: 12–24 Stunden
- Portionen: Variiert

Zutaten:

- 2–3 Pfund Putenknochen (mit oder ohne Fleisch)
- 1 Zwiebel (geschält und gehackt)
- 2 Karotten (geschält und gehackt)
- 2 Selleriestangen (gehackt)
- 2 Knoblauchzehen (geschält und zerdrückt)
- 1 Lorbeerblatt
- 1 Esslöffel Apfelessig
- Wasser (genug, um die Zutaten zu bedecken)
- Salz und Pfeffer nach Geschmack

Vorbereitung:

- Putenknochen, Zwiebeln, Karotten, Sellerie, Knoblauch, Lorbeerblatt und Apfelessig in einen großen Suppentopf geben.

- Mit Wasser bedecken und darauf achten, dass alle Zutaten eingetaucht sind.
- Zum Kochen bringen, dann die Hitze reduzieren und köcheln lassen.
- Lassen Sie es 12 bis 24 Stunden lang köcheln und entfernen Sie dabei gelegentlich den Schaum, der sich auf der Oberfläche bildet.
- Die Brühe durch ein feinmaschiges Sieb oder ein Käsetuch abseihen.
- Mit Salz und Pfeffer abschmecken.

Nährwert (ungefähr pro 1-Tasse-Portion):

- Kalorien: 45
- Protein: 6g
- Kohlenhydrate: 3g
- Ballaststoffe: 0g
- Gesunde Fette: 1g

Gemüsebrühe

- Zubereitungszeit: 10 Minuten (plus Kochzeit)
- Kochzeit: 1-2 Stunden
- Portionen: Variiert

Zutaten:

- 1 Zwiebel (geschält und gehackt)
- 2 Karotten (geschält und gehackt)
- 2 Selleriestangen (gehackt)
- 2 Knoblauchzehen (geschält und zerdrückt)
- 1 Lorbeerblatt
- 1 Teelöffel getrockneter Thymian
- 1 Teelöffel getrockneter Rosmarin
- 1 Esslöffel Apfelessig
- Wasser (genug, um die Zutaten zu bedecken)
- Salz und Pfeffer nach Geschmack

Vorbereitung:

- Geben Sie Zwiebeln, Karotten, Sellerie, Knoblauch, Lorbeerblatt, getrockneten Thymian, getrockneten Rosmarin und Apfelessig in einen großen Suppentopf.

- Mit Wasser bedecken und darauf achten, dass alle Zutaten eingetaucht sind.
- Zum Kochen bringen, dann die Hitze reduzieren und köcheln lassen.
- 1-2 Stunden köcheln lassen.
- Die Brühe durch ein feinmaschiges Sieb oder ein Käsetuch abseihen.
- Mit Salz und Pfeffer abschmecken.

Nährwert (ungefähr pro 1-Tasse-Portion):

- Kalorien: 10
- Protein: 0g
- Kohlenhydrate: 2g
- Ballaststoffe: 0g
- Gesunde Fette: 0g

Pilzbrühe

- Zubereitungszeit: 10 Minuten (plus Kochzeit)
- Kochzeit: 2-3 Stunden
- Portionen: Variiert

Zutaten:

- 1 Pfund Pilze (in Scheiben geschnitten)
- 1 Zwiebel (geschält und gehackt)
- 2 Karotten (geschält und gehackt)
- 2 Selleriestangen (gehackt)
- 2 Knoblauchzehen (geschält und zerdrückt)
- 1 Lorbeerblatt
- 1 Teelöffel getrockneter Thymian
- 1 Teelöffel getrockneter Rosmarin
- 1 Esslöffel Apfelessig
- Wasser (genug, um die Zutaten zu bedecken)
- Salz und Pfeffer nach Geschmack

Vorbereitung:

- Pilze, Zwiebeln, Karotten, Sellerie, Knoblauch, Lorbeerblatt, getrockneten Thymian, getrockneten Rosmarin und Apfelessig in einen großen Suppentopf geben.
- Mit Wasser bedecken und darauf achten, dass alle Zutaten eingetaucht sind.
- Zum Kochen bringen, dann die Hitze reduzieren und köcheln lassen.
- 2-3 Stunden köcheln lassen.
- Die Brühe durch ein feinmaschiges Sieb oder ein Käsetuch abseihen.
- Mit Salz und Pfeffer abschmecken.

Nährwert (ungefähr pro 1-Tasse-Portion):

- Kalorien: 10
- Protein: 0g
- Kohlenhydrate: 2g
- Ballaststoffe: 0g
- Gesunde Fette: 0g

Fischgrätenbrühe

- Zubereitungszeit: 10 Minuten (plus Kochzeit)
- Kochzeit: 6-12 Stunden
- Portionen: Variiert

Zutaten:

- 2–3 Pfund Fischgräten (mit oder ohne Fleisch)
- 1 Zwiebel (geschält und gehackt)
- 2 Karotten (geschält und gehackt)
- 2 Selleriestangen (gehackt)
- 2 Knoblauchzehen (geschält und zerdrückt)
- 1 Lorbeerblatt
- 1 Esslöffel Apfelessig
- Wasser (genug, um die Zutaten zu bedecken)
- Salz und Pfeffer nach Geschmack

Vorbereitung:

- Fischgräten, Zwiebeln, Karotten, Sellerie, Knoblauch, Lorbeerblatt und Apfelessig in einen großen Suppentopf geben.
- Mit Wasser bedecken und darauf achten, dass alle Zutaten eingetaucht sind.
- Zum Kochen bringen, dann die Hitze reduzieren und köcheln lassen.
- Lassen Sie es 6-12 Stunden lang köcheln und entfernen Sie dabei gelegentlich den Schaum, der sich auf der Oberfläche bildet.
- Die Brühe durch ein feinmaschiges Sieb oder ein Käsetuch abseihen.
- Mit Salz und Pfeffer abschmecken.

Nährwert (ungefähr pro 1-Tasse-Portion):

- Kalorien: 10
- Protein: 1g
- Kohlenhydrate: 2g
- Ballaststoffe: 0g
- Gesunde Fette: 0g

Algen- und Gemüsebrühe

- Zubereitungszeit: 10 Minuten (plus Kochzeit)
- Kochzeit: 1-2 Stunden
- Portionen: Variiert

Zutaten:

- 1 Blatt getrockneter Seetang (z. B. Kombu)
- 1 Zwiebel (geschält und gehackt)
- 2 Karotten (geschält und gehackt)
- 2 Selleriestangen (gehackt)
- 2 Knoblauchzehen (geschält und zerdrückt)
- 1 Lorbeerblatt
- 1 Esslöffel Apfelessig
- Wasser (genug, um die Zutaten zu bedecken)

- Salz und Pfeffer nach Geschmack

Vorbereitung:

- Getrocknete Algen, Zwiebeln, Karotten, Sellerie, Knoblauch, Lorbeerblatt und Apfelessig in einen großen Suppentopf geben.
- Mit Wasser bedecken und darauf achten, dass alle Zutaten eingetaucht sind.
- Zum Kochen bringen, dann die Hitze reduzieren und köcheln lassen.
- 1-2 Stunden köcheln lassen.
- Entfernen Sie die Algen und entsorgen Sie sie.
- Die restliche Brühe durch ein feinmaschiges Sieb oder ein Käsetuch abseihen.
- Mit Salz und Pfeffer abschmecken.

Nährwert (ungefähr pro 1-Tasse-Portion):

- Kalorien: 10
- Protein: 0g
- Kohlenhydrate: 2g
- Ballaststoffe: 0g
- Gesunde Fette: 0g

Schweineknochenbrühe

- Zubereitungszeit: 10 Minuten (plus Kochzeit)
- Kochzeit: 12–24 Stunden
- Portionen: Variiert

Zutaten:

- 2–3 Pfund Schweineknochen (mit oder ohne Fleisch)
- 1 Zwiebel (geschält und gehackt)
- 2 Karotten (geschält und gehackt)
- 2 Selleriestangen (gehackt)
- 2 Knoblauchzehen (geschält und zerdrückt)
- 1 Lorbeerblatt
- 1 Esslöffel Apfelessig

- Wasser (genug, um die Zutaten zu bedecken)
- Salz und Pfeffer nach Geschmack

Vorbereitung:

- Schweineknochen, Zwiebeln, Karotten, Sellerie, Knoblauch, Lorbeerblatt und Apfelessig in einen großen Suppentopf geben.
- Mit Wasser bedecken und darauf achten, dass alle Zutaten eingetaucht sind.
- Zum Kochen bringen, dann die Hitze reduzieren und köcheln lassen.
- Lassen Sie es 12 bis 24 Stunden lang köcheln und entfernen Sie dabei gelegentlich den Schaum, der sich auf der Oberfläche bildet.
- Die Brühe durch ein feinmaschiges Sieb oder ein Käsetuch abseihen.
- Mit Salz und Pfeffer abschmecken.

Nährwert (ungefähr pro 1-Tasse-Portion):

- Kalorien: 45
- Protein: 6g
- Kohlenhydrate: 3g
- Ballaststoffe: 0g
- Gesunde Fette: 1g

Zitronen-Dill-Sauce

- Zubereitungszeit: 5 Minuten
- Portionen: Etwa 1/2 Tasse

Zutaten:

- 1/2 Tasse griechischer Joghurt (natur, fettfrei)
- 2 Esslöffel frischer Zitronensaft
- 1 Esslöffel frischer Dill (gehackt)
- 1 Knoblauchzehe (gehackt)
- Salz und Pfeffer nach Geschmack

Vorbereitung:

- In einer Schüssel griechischen Joghurt, frischen Zitronensaft, frischen Dill, gehackten Knoblauch, Salz und Pfeffer vermischen.
- Rühren, bis alles gut vermischt ist.
- Als Soße für gegrilltes Hähnchen, Fisch oder als Salatdressing verwenden.

Nährwert (pro 2-Esslöffel-Portion):

- Kalorien: 15
- Protein: 2g
- Kohlenhydrate: 2g
- Ballaststoffe: 0g
- Gesunde Fette: 0g

Basilikum-Pesto-Sauce

- Zubereitungszeit: 10 Minuten
- Portionen: Etwa 1 Tasse

Zutaten:

- 2 Tassen frische Basilikumblätter (verpackt)
- 1/2 Tasse geriebener Parmesankäse
- 1/2 Tasse Pinienkerne (geröstet)
- 2 Knoblauchzehen (gehackt)
- 1/2 Tasse natives Olivenöl extra
- Saft von 1 Zitrone
- Salz und Pfeffer nach Geschmack

Vorbereitung:

- In einer Küchenmaschine frische Basilikumblätter, geriebenen Parmesan, geröstete Pinienkerne, gehackten Knoblauch und Zitronensaft vermischen.
- Pulsieren, bis die Mischung grob wird.
- Bei laufender Küchenmaschine langsam das native Olivenöl extra einträufeln, bis das Pesto die gewünschte Konsistenz erreicht hat.
- Mit Salz und Pfeffer würzen.
- Als Sauce für Nudeln, gegrilltes Gemüse oder als Dip verwenden.

Nährwert (pro 2-Esslöffel-Portion):

- Kalorien: 90
- Protein: 2g
- Kohlenhydrate: 1g
- Ballaststoffe: 0g
- Gesunde Fette: 9 g

Geröstete rote Pfeffersauce

- Zubereitungszeit: 15 Minuten
- Portionen: Etwa 1 Tasse

Zutaten:

- 2 große rote Paprika (geröstet, geschält und entkernt)
- 1/4 Tasse Mandeln (geröstet)
- 2 Knoblauchzehen (gehackt)
- 2 Esslöffel natives Olivenöl extra
- 2 Esslöffel frisches Basilikum (gehackt)
- Salz und Pfeffer nach Geschmack

Vorbereitung:

- In einer Küchenmaschine geröstete rote Paprika, geröstete Mandeln, gehackten Knoblauch, natives Olivenöl extra und gehacktes frisches Basilikum vermischen.
- Pulsieren, bis die Mischung eine glatte Konsistenz erreicht.
- Mit Salz und Pfeffer würzen.
- Als Soße für gegrilltes Hähnchen, Fisch oder als Dip verwenden.

Nährwert (pro 2-Esslöffel-Portion):

- Kalorien: 50
- Protein: 1g
- Kohlenhydrate: 2g
- Ballaststoffe: 1g
- Gesunde Fette: 5g

Koriander-Limetten-Sauce

- Zubereitungszeit: 5 Minuten

- Portionen: Etwa 1/2 Tasse

Zutaten:

- 1/2 Tasse griechischer Joghurt (natur, fettfrei)
- Saft und Schale von 1 Limette
- 1/4 Tasse frischer Koriander (gehackt)
- 1 Knoblauchzehe (gehackt)
- Salz und Pfeffer nach Geschmack

Vorbereitung:

- In einer Schüssel griechischen Joghurt, frischen Limettensaft, Limettenschale, gehackten frischen Koriander, gehackten Knoblauch, Salz und Pfeffer vermischen.
- Rühren, bis alles gut vermischt ist.
- Als Soße für gegrilltes Hähnchen, Garnelen oder als Salatdressing verwenden.

Nährwert (pro 2-Esslöffel-Portion):

- Kalorien: 15
- Protein: 2g
- Kohlenhydrate: 1g
- Ballaststoffe: 0g
- Gesunde Fette: 0g

Tahini Dressing

- Zubereitungszeit: 5 Minuten
- Portionen: Etwa 1/2 Tasse

Zutaten:

- 1/4 Tasse Tahini
- 2 Esslöffel Zitronensaft
- 2 Esslöffel Wasser
- 1 Knoblauchzehe (gehackt)
- 1 Esslöffel frische Petersilie (gehackt)
- Salz und Pfeffer nach Geschmack

Vorbereitung:

- In einer Schüssel Tahini, Zitronensaft, Wasser, gehackten Knoblauch, gehackte frische Petersilie, Salz und Pfeffer vermischen.
- Rühren, bis alles gut vermischt ist.
- Passen Sie die Konsistenz an, indem Sie bei Bedarf mehr Wasser hinzufügen.
- Als Dressing für Salate, geröstetes Gemüse oder als Dip verwenden.

Nährwert (pro 2-Esslöffel-Portion):

- Kalorien: 70
- Protein: 2g
- Kohlenhydrate: 3g
- Ballaststoffe: 1g
- Gesunde Fette: 6g

Tomaten-Basilikum-Sauce

- Zubereitungszeit: 20 Minuten
- Kochzeit: 25 Minuten
- Portionen: Etwa 2 Tassen

Zutaten:

- 4 große Tomaten (reif, gewürfelt)
- 1/4 Tasse frische Basilikumblätter (gehackt)
- 2 Knoblauchzehen (gehackt)
- 1/4 Tasse Zwiebel (gehackt)
- 2 Esslöffel natives Olivenöl extra
- 1/2 Teelöffel getrockneter Oregano
- Salz und Pfeffer nach Geschmack

Vorbereitung:

- In einem Topf natives Olivenöl extra bei mittlerer Hitze erhitzen.
- Gehackten Knoblauch und gehackte Zwiebel hinzufügen. Sautieren, bis es durchscheinend ist.
- Gewürfelte Tomaten, getrockneten Oregano, Salz und Pfeffer unterrühren.

- Unter gelegentlichem Rühren etwa 25 Minuten kochen lassen oder bis die Sauce eindickt.
- Vom Herd nehmen und gehacktes frisches Basilikum unterrühren.
- Als Sauce für Pasta, gegrilltes Hähnchen oder als Pizzabelag verwenden.

Nährwert (pro 1/2 Tasse Portion):

- Kalorien: 60
- Protein: 1g
- Kohlenhydrate: 7g
- Ballaststoffe: 2g
- Gesunde Fette: 4g

Mangosauce

- Zubereitungszeit: 10 Minuten
- Portionen: Etwa 1 Tasse

Zutaten:

- 1 Mango (geschält, entkernt und gewürfelt)
- 1/2 Tasse rote Paprika (gewürfelt)
- 1/4 Tasse rote Zwiebel (fein gehackt)
- 1/4 Tasse frischer Koriander (gehackt)
- Saft von 1 Limette
- Salz und Pfeffer nach Geschmack

Vorbereitung:

- In einer Schüssel gewürfelte Mango, gewürfelte rote Paprika, fein gehackte rote Zwiebeln, gehackten frischen Koriander, Limettensaft, Salz und Pfeffer vermischen.
- Rühren, bis alles gut vermischt ist.
- Als Belag für gegrilltes Hähnchen, Fisch oder als Dip verwenden.

Nährwert (pro 2-Esslöffel-Portion):

- Kalorien: 15
- Protein: 0g
- Kohlenhydrate: 4g

- Ballaststoffe: 0g
- Gesunde Fette: 0g

Avocado-Limetten-Dressing

- Zubereitungszeit: 5 Minuten
- Portionen: Etwa 1/2 Tasse

Zutaten:

- 1 reife Avocado (geschält und entkernt)
- Saft von 2 Limetten
- 1 Knoblauchzehe (gehackt)
- 1/4 Tasse frischer Koriander (gehackt)
- 2 Esslöffel natives Olivenöl extra
- Salz und Pfeffer nach Geschmack

Vorbereitung:

- In einem Mixer oder einer Küchenmaschine reife Avocado, Limettensaft, gehackten Knoblauch, gehackten frischen Koriander, natives Olivenöl extra, Salz und Pfeffer vermischen.
- Mixen, bis eine glatte und cremige Masse entsteht.
- Passen Sie die Konsistenz an, indem Sie bei Bedarf mehr Wasser hinzufügen.
- Als Dressing für Salate, gegrilltes Gemüse oder als Dip verwenden.

Nährwert (pro 2-Esslöffel-Portion):

- Kalorien: 60
- Protein: 0g
- Kohlenhydrate: 3g
- Ballaststoffe: 2g
- Gesunde Fette: 6g

Zitronen-Tahini-Dressing

- Zubereitungszeit: 5 Minuten
- Portionen: Etwa 1/2 Tasse

Zutaten:

- 1/4 Tasse Tahini
- Saft von 1 Zitrone
- 2 Esslöffel Wasser
- 1 Knoblauchzehe (gehackt)
- 1/2 Teelöffel gemahlener Kreuzkümmel
- Salz und Pfeffer nach Geschmack

Vorbereitung:

- In einer Schüssel Tahini, Zitronensaft, Wasser, gehackten Knoblauch, gemahlenen Kreuzkümmel, Salz und Pfeffer verrühren.
- Passen Sie die Konsistenz an, indem Sie bei Bedarf mehr Wasser hinzufügen.
- Als Dressing für Salate oder als Soße für gebratenes Gemüse verwenden.

Nährwert (pro 2-Esslöffel-Portion):

- Kalorien: 70
- Protein: 2g
- Kohlenhydrate: 4g
- Ballaststoffe: 1g
- Gesunde Fette: 6g

Griechisches Joghurt-Ranch-Dressing

- Zubereitungszeit: 5 Minuten
- Portionen: Etwa 1/2 Tasse

Zutaten:

- 1/2 Tasse griechischer Joghurt (natur, fettfrei)
- 1 Knoblauchzehe (gehackt)
- 2 Esslöffel frischer Dill (gehackt)
- 1 Esslöffel frischer Schnittlauch (gehackt)
- Saft von 1 Zitrone
- Salz und Pfeffer nach Geschmack

Vorbereitung:

- In einer Schüssel griechischen Joghurt, gehackten Knoblauch, gehackten frischen Dill, gehackten frischen Schnittlauch, Zitronensaft, Salz und Pfeffer vermischen.
- Rühren, bis alles gut vermischt ist.
- Als Dressing für Salate oder als Dip für Gemüse verwenden.

Nährwert (pro 2-Esslöffel-Portion):

- Kalorien: 15
- Protein: 2g
- Kohlenhydrate: 1g
- Ballaststoffe: 0g
- Gesunde Fette: 0g

Balsamico-Vinaigrette-Dressing

- Zubereitungszeit: 5 Minuten
- Portionen: Etwa 1/2 Tasse

Zutaten:

- 1/4 Tasse natives Olivenöl extra
- 2 Esslöffel Balsamico-Essig
- 1 Knoblauchzehe (gehackt)
- 1 Teelöffel Dijon-Senf
- 1/2 Teelöffel Honig oder Ahornsirup
- Salz und Pfeffer nach Geschmack

Vorbereitung:

- In einer Schüssel natives Olivenöl extra, Balsamico-Essig, gehackten Knoblauch, Dijon-Senf, Honig oder Ahornsirup, Salz und Pfeffer verrühren.
- Als Dressing für Salate oder als Marinade für gegrilltes Gemüse und Proteine verwenden.

Nährwert (pro 2-Esslöffel-Portion):

- Kalorien: 80
- Protein: 0g

- Kohlenhydrate: 2g
- Ballaststoffe: 0g
- Gesunde Fette: 9 g

Koriander-Limetten-Dressing

- Zubereitungszeit: 5 Minuten
- Portionen: Etwa 1/2 Tasse

Zutaten:

- Saft und Schale von 2 Limetten
- 1/4 Tasse frischer Koriander (gehackt)
- 2 Esslöffel natives Olivenöl extra
- 1 Knoblauchzehe (gehackt)
- 1/2 Teelöffel gemahlener Kreuzkümmel
- Salz und Pfeffer nach Geschmack

Vorbereitung:

- In einer Schüssel Limettensaft, Limettenschale, gehackten frischen Koriander, natives Olivenöl extra, gehackten Knoblauch, gemahlenen Kreuzkümmel, Salz und Pfeffer vermischen.
- Rühren, bis alles gut vermischt ist.
- Als Dressing für Salate oder als Marinade für gegrilltes Hähnchen oder Meeresfrüchte verwenden.

Nährwert (pro 2-Esslöffel-Portion):

- Kalorien: 70
- Protein: 0g
- Kohlenhydrate: 2g
- Ballaststoffe: 0g
- Gesunde Fette: 7g

Orangen-Ingwer-Dressing

- Zubereitungszeit: 5 Minuten

- Portionen: Etwa 1/2 Tasse

Zutaten:

- Saft und Schale von 1 Orange
- 2 Esslöffel Reisessig
- 1 Esslöffel frischer Ingwer (gerieben)
- 1 Knoblauchzehe (gehackt)
- 1/2 Teelöffel Honig oder Ahornsirup
- 2 Esslöffel Sesamöl
- Salz und Pfeffer nach Geschmack

Vorbereitung:

- In einer Schüssel Orangensaft, Orangenschale, Reisessig, geriebenen frischen Ingwer, gehackten Knoblauch, Honig oder Ahornsirup, Sesamöl, Salz und Pfeffer verrühren.
- Als Dressing für Salate oder als Sauce für Pfannengerichte verwenden.

Nährwert (pro 2-Esslöffel-Portion):

- Kalorien: 50
- Protein: 0g
- Kohlenhydrate: 2g
- Ballaststoffe: 0g
- Gesunde Fette: 5g

Honig-Senf-Dressing

- Zubereitungszeit: 5 Minuten
- Portionen: Etwa 1/2 Tasse

Zutaten:

- 3 Esslöffel Dijon-Senf
- 2 Esslöffel Honig oder Ahornsirup
- 2 Esslöffel Apfelessig
- 2 Esslöffel natives Olivenöl extra
- Salz und Pfeffer nach Geschmack

Vorbereitung:

- In einer Schüssel Dijon-Senf, Honig oder Ahornsirup, Apfelessig, natives Olivenöl extra, Salz und Pfeffer verrühren.
- Verwenden Sie es als Dressing für Salate oder als Dip für Hähnchenfilets oder gebratenes Gemüse.

Nährwert (pro 2-Esslöffel-Portion):

- Kalorien: 60
- Protein: 0g
- Kohlenhydrate: 6g
- Ballaststoffe: 0g
- Gesunde Fette: 4g

Cremiges Avocado-Dressing

- Zubereitungszeit: 5 Minuten
- Portionen: Etwa 1/2 Tasse

Zutaten:

- 1 reife Avocado (geschält und entkernt)
- Saft von 1 Limette
- 1 Knoblauchzehe (gehackt)
- 1/4 Tasse frischer Koriander (gehackt)
- 2 Esslöffel griechischer Joghurt (natur, fettfrei)
- Salz und Pfeffer nach Geschmack

Vorbereitung:

- In einem Mixer oder einer Küchenmaschine reife Avocado, Limettensaft, gehackten Knoblauch, gehackten frischen Koriander, griechischen Joghurt, Salz und Pfeffer vermischen.
- Mixen, bis eine glatte und cremige Masse entsteht.
- Als Dressing für Salate oder als Dip für Gemüse verwenden.

Nährwert (pro 2-Esslöffel-Portion):

- Kalorien: 40
- Protein: 1g
- Kohlenhydrate: 2g
- Ballaststoffe: 1g
- Gesunde Fette: 4g

ABSCHLUSS

Abschließend nimmt Sie „The Hypothyroidism Diet Plan Cookbook" mit auf eine Reise der Selbstfindung und Stärkung und bietet einen umfassenden Leitfaden zur Bewältigung von Hypothyreose durch die transformative Kraft der Ernährung. In diesem Buch haben wir das komplexe Zusammenspiel zwischen der Schilddrüse, dem Stoffwechsel und dem allgemeinen Wohlbefinden erforscht.

Von der ersten Seite an machen wir uns auf die Suche nach den Geheimnissen der Schilddrüse, dem unscheinbaren, aber kraftvollen Dirigenten unseres Stoffwechselorchesters. Wir haben gesehen, wie die Symphonie des Lebens ins Stocken geraten kann, wenn die Schilddrüse nicht richtig eingestellt ist, was zu den charakteristischen Symptomen einer Hypothyreose führt, die Schatten auf unser tägliches Leben werfen können.

Diese Reise war jedoch nicht eine Reise der Verzweiflung, sondern der Hoffnung und der Ermächtigung. Wir haben uns eingehend mit der Kunst beschäftigt, unsere kranke Schilddrüse zu nähren und ihr Feuer durch die Entscheidungen, die wir beim Essen treffen, wieder zu entfachen. Die hier bereitgestellten Rezepte und Ernährungserkenntnisse sind nicht nur Zutaten, sondern Schlüssel zur Revitalisierung Ihrer Schilddrüse und zur Verjüngung Ihres Lebens.

Wir haben den tiefgreifenden Einfluss von Makronährstoffen auf die Gesundheit der Schilddrüse entdeckt und erfahren, wie das Gleichgewicht von Kohlenhydraten, Proteinen und Fetten unser Energieniveau und unseren Stoffwechsel beeinflussen kann. Wir erkundeten die Gefahren von Zucker und raffinierten Kohlenhydraten, diesen heimtückischen Übeltätern, die unsere hormonelle Harmonie stören können, und wir navigierten durch die tückischen Gewässer verarbeiteter Lebensmittel und Konservierungsstoffe und lernten, wie wir unsere Schilddrüse vor ihren negativen Auswirkungen schützen können.

Wir tauchten tiefer ein, erkundeten die Welt der Nahrungsergänzungsmittel und erschlossen das Potenzial von Vitaminen, Mineralien und Kräutern zur Unterstützung der Schilddrüsenfunktion. Wir haben die Bedeutung einer ausgewogenen Ernährung erkannt, nicht nur für unsere Schilddrüse, sondern für unser allgemeines Wohlbefinden, und wir haben die Bedeutung der Flüssigkeitszufuhr für die Aufrechterhaltung eines gesunden Stoffwechsels besprochen.

Ihnen wurde eine vielfältige Auswahl an Rezepten präsentiert, von Smoothies über Beilagen, Salate bis hin zu Meeresfrüchten, die alle sorgfältig zusammengestellt wurden, um Ihre Schilddrüse zu nähren und Ihre Geschmacksknospen zu verwöhnen. Bei diesen Rezepten geht es nicht nur um die Ernährung; Sie sind eine Hommage an die lebendigen Aromen und gesunden Zutaten, die Ihr Leben beleben werden.

Während dieser Kochreise haben wir betont, wie wichtig es ist, ein Ernährungstagebuch zu führen, ein leistungsstarkes Hilfsmittel zum Verständnis Ihrer Ernährungsgewohnheiten und deren Auswirkungen auf die Gesundheit Ihrer Schilddrüse. Und wir haben die entscheidende Rolle der Zusammenarbeit mit Ihrem Arzt besprochen, um sicherzustellen, dass Sie die individuelle Beratung und Unterstützung erhalten, die Sie benötigen, um mit Hypothyreose erfolgreich zu sein.

Denken Sie beim Schließen dieses Buches daran, dass Sie den Schlüssel zu Ihrer Schilddrüsengesundheit und damit auch Ihrer allgemeinen Vitalität in Ihren Händen halten. Die Entscheidungen, die Sie beim Essen treffen, können transformativ sein, Ihrer Schilddrüse neues Leben einhauchen und Ihren Geist erneuern. Es ist eine Reise der Selbstfindung, Widerstandsfähigkeit und Ermächtigung, und Sie sind der Protagonist.

Möge Ihre Schilddrüse gedeihen und Ihr Leben eine lebendige Symphonie sein, erfüllt von Energie, Vitalität und der freudigen Harmonie, die sich aus der Pflege Ihres Körpers und Ihrer Seele ergibt. Machen Sie sich die Weisheit zu eigen, die Sie hier gewonnen haben, genießen Sie die Aromen dieser Rezepte und begeben Sie sich auf den Weg zu neuer Gesundheit und Wohlbefinden. Ihre Schilddrüse ist wieder bereit, im Rhythmus des Lebens zu tanzen, und Sie sind der Dirigent.

ANHANG

Glossar der Begriffe

1. Hypothyreose: Eine Erkrankung, die durch eine Unterfunktion der Schilddrüse gekennzeichnet ist und zu einer verminderten Produktion von Schilddrüsenhormonen führt, die den Stoffwechsel regulieren.
2. Schilddrüse: Eine kleine, schmetterlingsförmige Drüse im Nacken, die Hormone (T3 und T4) produziert, die für den Stoffwechsel, die Energieproduktion und die allgemeine Gesundheit wichtig sind.
3. Stoffwechsel: Der komplexe Satz chemischer Prozesse im Körper, der Nahrung in Energie umwandelt und verschiedene Körperfunktionen unterstützt, darunter Wachstum, Reparatur und Erhaltung.
4. TSH (Schilddrüsenstimulierendes Hormon): Ein von der Hypophyse produziertes Hormon, das die Freisetzung von Schilddrüsenhormonen reguliert. Erhöhte TSH-Werte weisen häufig auf eine Hypothyreose hin.
5. T3 (Trijodthyronin) und T4 (Thyroxin): Schilddrüsenhormone, die eine zentrale Rolle bei der Regulierung des Stoffwechsels, des Energieniveaus und der Körpertemperatur spielen.
6. Autoimmunerkrankung: Eine Erkrankung, bei der das körpereigene Immunsystem fälschlicherweise sein eigenes Gewebe angreift. Hashimoto-Thyreoiditis ist eine Autoimmunerkrankung, die häufig mit einer Hypothyreose einhergeht.
7. Levothyroxin: Ein synthetisches Schilddrüsenhormonmedikament, das häufig verschrieben wird, um einen Schilddrüsenhormonmangel bei Personen mit Hypothyreose zu ersetzen.
8. Nahrungsmakronährstoffe: Die drei Hauptkategorien von Nährstoffen, die in relativ großen Mengen für eine ordnungsgemäße Körperfunktion benötigt werden: Kohlenhydrate, Proteine und Fette.
9. Kohlenhydrate: Eine Gruppe von Makronährstoffen, die die Hauptenergiequelle des Körpers darstellen, einschließlich Zucker, Stärke und Ballaststoffen.
10. Proteine: Essentielle Makronährstoffe, bestehend aus Aminosäuren, die eine entscheidende Rolle beim Muskelaufbau, der Gewebereparatur und der Enzymfunktion spielen.
11. Fette: Eine Gruppe von Makronährstoffen, die Energie liefern, das Zellwachstum unterstützen und für die Aufnahme fettlöslicher Vitamine unerlässlich sind.
12. Zucker und raffinierte Kohlenhydrate: Einfache Kohlenhydrate, die schnelle Spitzen und Abstürze des Blutzuckerspiegels verursachen und möglicherweise die Schilddrüsenfunktion beeinträchtigen können.

13. Verarbeitete Lebensmittel: Lebensmittelprodukte, die während der Herstellung erhebliche Veränderungen erfahren haben und häufig Zusatzstoffe, Konservierungsstoffe und raffinierte Zutaten enthalten.

14. Nahrungsergänzungsmittel: Diätetische Produkte, die Vitamine, Mineralien, Kräuter oder andere bioaktive Substanzen enthalten und dazu dienen, die Ernährung zu ergänzen und die allgemeine Gesundheit zu unterstützen.

15. Ausgewogene Ernährung: Eine Ernährung, die eine Vielzahl von Lebensmitteln in angemessenen Anteilen umfasst und wichtige Nährstoffe zur Erhaltung der Gesundheit liefert.

16. Lebensmitteljournal: Eine Aufzeichnung der täglichen Nahrungs- und Getränkeaufnahme, die oft verwendet wird, um Ernährungsgewohnheiten zu verfolgen, Muster zu erkennen und Ernährungsziele zu verwalten.

17. Endokrinologe: Ein Facharzt, der Störungen des endokrinen Systems, einschließlich Schilddrüsenerkrankungen, diagnostiziert und behandelt.

18. Diagnose: Der Prozess der Identifizierung eines bestimmten medizinischen Zustands oder einer Krankheit anhand von Symptomen, körperlichen Untersuchungen und diagnostischen Tests.

19. Symptome: Subjektive Erfahrungen oder Empfindungen, die auf eine Erkrankung hinweisen, wie etwa Müdigkeit, Gewichtsveränderungen oder Stimmungsschwankungen.

20. Lebensstilfaktoren: Gewohnheiten und Verhaltensweisen, einschließlich Ernährung, körperliche Aktivität, Stressbewältigung und Schlafmuster, die sich erheblich auf die Gesundheit auswirken können.

Vielen Dank, dass Sie unser Buch gekauft und uns Ihr Vertrauen geschenkt haben.

Ihr Vertrauen in uns bedeutet uns sehr viel und wir hoffen aufrichtig, dass das Durchblättern unseres eleganten und feinen Reiseführers Ihnen Glück und Zufriedenheit bringen wird.

Über eine positive Rezension würden wir uns freuen, wenn unser Buch Ihren Erwartungen gerecht wird, denn es motiviert uns, in Zukunft noch bessere Bücher zu schreiben. Nochmals vielen Dank für Ihre Unterstützung. Wir hoffen, dass dieses Kochbuch Ihr Leben verändert.

Sie können das Buch auch bei Amazon bewerten